ESOPHAGEAL DISEASES

続・食道疾患症例集
こんな時どうする？

監修 藤 也寸志
編集 森田　勝・池部 正彦・太田 光彦

海鳥社

巻　頭　言

　九州食道疾患症例検討会が発足して20年が経過した。発足10年を記念してまとめられた藤田博正先生監修の「食道疾患症例集〜こんな時どうする？〜」が発刊された以後も，年2回の検討会で毎回10例前後の困難症例が提示されて，活発な議論が行われてきた。そこで今回，初版の症例集発刊後10年の節目を迎え，また本年に第73回日本食道学会学術集会が九州福岡の地で開催されることを機に，「続・食道疾患症例集〜こんな時どうする？」を発刊しようということになった。

　九州食道疾患症例検討会は，藤田博正先生を中心として九州各地の施設の持ち回りで開催されてきたが，その後，食道疾患の診療・研究のリーダーである夏越祥次先生（鹿児島大学），馬場秀夫先生（熊本大学）とともに，私もお手伝いをさせていただきながら2019年2月までに合計41回開催されてきた。検討会の後に開催される泊まり込みの懇親会の伝統も継続されている。藤田先生にも毎回ご参加いただき，圧倒的な経験に基づいて的確なご指導をいただいている。第31回からは，診療の参考にするために全症例のスライドをまとめたCD-Rを作成して各施設へ配布している。設立初期の当時若手の参加メンバーの多くが，九州のみならず全国レベルでも中堅さらにリーダーとして活躍し始め，現在はさらに新しい若手の参加も多くみられている。

　さて，Evidence-based Medicine（EBM）は，①患者の臨床的な状態やおかれた環境，②研究から得られた最もよい根拠，③患者の価値観や行動を，「医療の高度な専門性（Clinical expertise）」をもって統合して薦められる患者が同意できる治療（Physicians' and patients' choices in evidence based practice. *Evidence does not make decisions, people do.* Haynes RB. et al. BMJ 2002 ; 324 : 1350）と定義される。「適切な医療を行うには，ランダム化比較試験などの高レベルのエビデンスだけが重要である」という誤った考えを持っている医療者はもはや少ないであろうが，この定義を十分に理解して診療できているかどうかは疑問もある。本検討会では，エキスパートが集まったキャンサーボードとして，提示された診療が正しい選択か否かの厳しい意見の交換が行われる。その一方で，本検討会で議論される症例では，その対応についてのエビデンスはほとんどなく，ガイドラインやテキストでは判断できない困難例も多い。症例についての議論をもとに，以後の治療方針が決まる場合もある。だからこそ，このような症例を一冊にまとめて公に提示することは，私たち医師の責務とも考えられる。そして，仲間として日々の診療の中でも相談や情報交換が行われる土壌ができていることは，九州全体の食道疾患の診療レベルを大きく向上させていると信じている。この症例集が，少しでも全国の食道疾患に携わる人々の役に立てれば望外の喜びである。

　最後に，多忙の中，原稿の執筆・校正にご協力いただいた九州食道疾患症例検討会のメンバー諸氏に，また本症例集の取り纏めに多大なる尽力をしてくれた森田勝君，池部正彦君，太田光彦君，古藤ふみ君を中心とした九州がんセンター消化管外科の諸氏に，さらに発刊についてご指導ご協力をいただいた株式会社陽文社の嶋田陽平氏に深甚なる謝意を表します。

2019年6月　　藤　也寸志

～ 初 版 ～
巻 頭 言

　食道疾患，特に食道癌の治療において RCT の結果，エビデンスに基づいた標準治療が推奨されている。我が国の食道癌の診断・治療ガイドライン，米国 National Cancer Institute（NCI）の Recommendation, National Comprehensive Cancer Network の Esophageal Cancer Clinical Practice Guidelines などは，そのような方向で作成されている。一方，人口の高齢化により，並存疾患を有する症例，またその治療のために手術を受けた症例，とりわけ胃癌や頭頸部癌の治療（手術・放射線・化学療法）後の症例が食道癌に罹患することは稀ではない。このような症例では，片方で標準治療を考えながら，一方ではパズルを解くような治療選択が求められる。

　これまでに出版された食道疾患の治療に関するテキストは，主として標準治療，標準手術に関するものが殆どであった。このテキストは，種々の並存疾患あるいはその治療後であるため難解な治療選択が求められ，合併症のために治療に難渋した症例が提示されている。1 例ごとにいくつかの治療選択肢が提示され，その中でどのような治療を選択し，どのような結果になったかが記載されている。最後には反省点も記載した。選択された治療は，必ずしも正解でなかった場合もあるであろう。読者によっては別の治療を選択すべきと考える人もあるであろう。このテキストの出版の目的の一つは，私達の経験を糧に読者がより良い治療選択ができるようになることである。

　このテキストに提示された症例は，九州食道疾患症例検討会で提示され検討された症例が主体である。この研究会は西暦 1999 年に発足し，毎年 2 回，九州・沖縄の参加施設の持ち回りで開催されている。会場は病院のカンファレンスルーム，会議室，講義室が使用され，常時 30〜50 名が参加し，10〜15 例の症例が提示される。当初，内視鏡写真はプロジェクターで，食道造影や CT 像はシャウカステンで提示され，参加者全員がシャウカステンを囲んで議論を繰り広げたことも稀ではない。会場に顕微鏡を持ち込み，プレパラート標本を持参して病理医に所見を報告していただき，議論をより深めることを心がけた。現在は，掲示される症例も多くなり，全ての画像はコンピューターで提示されている。しかし，発表や討論に時間制限はなく，また気軽にどんな議論もできる雰囲気は，この会の発足当初と変わっていない。親交を深める目的で症例検討会の後，夕食会が行われ，酒を酌み交わしながら症例検討会が再開される。九州食道疾患症例検討会が発足して 10 年を経過したことを機に，これまでの検討症例を記録に残そうとの意見がまとまり，このテキスト出版に至った次第である。

　いくつかの症例は既に学術誌に報告されている。学会や出版社のご好意で，このテキストに転載を許可された。改めてお礼を申し上げる。

　最後に，この症例集は田中寿明君の熱意と労力なくしては成し得なかった。感謝を込めてこの一文を付記する。

藤田　博正

※食道疾患症例集〜こんな時どうする？〜（2011 年 2 月 18 日金原出版発行）より

執筆者一覧 ※五十音順

赤星和也	飯塚病院 消化器内科	德永裕貴	福岡和白病院 外科
池尻公二	国立病院機構九州医療センター 消化管外科	長井洋平	熊本大学 消化器外科学
池部正彦	国立病院機構九州がんセンター 消化管外科	中司 悠	国立病院機構九州がんセンター 消化管外科
砂河百理子	長崎大学 移植・消化器外科（第二外科）	中島雄一郎	九州大学 消化器・総合外科（第二外科）
伊東 大	宮崎大学 外科学講座	中野龍治	福岡和白病院 病理診断科
井上要二郎	国立病院機構九州がんセンター 形成外科	中ノ子智徳	国立病院機構九州がんセンター 消化管外科
猪股雅史	大分大学 消化器・小児外科	中村都英	宮崎大学 外科学講座
内門泰斗	鹿児島大学 消化器・乳腺甲状腺外科	夏越祥次	鹿児島大学 消化器・乳腺甲状腺外科
内原智幸	熊本大学 消化器外科学	七島篤志	宮崎大学 外科学講座
江頭明典	国立病院機構九州がんセンター 消化管外科	錦 耕平	大分大学 消化器・小児外科
江口 晋	長崎大学 移植・消化器外科（第二外科）	野中謙太朗	済生会福岡総合病院 外科
太田光彦	国立病院機構九州がんセンター 消化管外科	野元大地	熊本大学 消化器外科学
岡留一雄	熊本大学 消化器外科学	橋本健吉	国立病院機構九州医療センター 消化管外科
沖 英次	九州大学 消化器・総合外科（第二外科）	長谷川傑	福岡大学病院 消化器外科
奥村 浩	鹿児島大学 消化器・乳腺甲状腺外科	馬場秀夫	熊本大学 消化器外科学
尾本 至	鹿児島大学 消化器・乳腺甲状腺外科	馬場祥史	熊本大学 消化器外科学
折田博之	国立病院機構別府医療センター 外科	林 直樹	鹿児島大学 消化器・乳腺甲状腺外科
香川正樹	国立病院機構九州がんセンター 消化管外科	日野東洋	久留米大学 外科学講座
梶山 潔	飯塚病院 外科	廣瀬皓介	九州大学 消化器・総合外科（第二外科）
金高賢悟	長崎大学 移植・消化器外科（第二外科）	藤家雅志	福岡和白病院 外科／国立病院機構九州がんセンター 消化管外科
家守智大	九州大学消化器・総合外科（第二外科）	藤崎正寛	久留米大学 外科学講座
河野文彰	宮崎大学 外科学講座	藤田博正	福岡和白病院 外科
木村和恵	飯塚病院 外科	麓 祥一	大分大学 消化器・小児外科
清住雄希	熊本大学 消化器外科学	本坊拓也	済生会福岡総合病院 外科
楠元英次	国立病院機構九州医療センター 消化管外科	槇 研二	福岡大学病院 消化器外科
楠本哲也	国立病院機構九州医療センター 消化管外科	松浦 弘	済生会福岡総合病院 外科
久保信英	国立病院機構別府医療センター 外科	松本敏文	国立病院機構別府医療センター 外科
小林慎一朗	長崎大学 移植・消化器外科（第二外科）	的野 吾	久留米大学 外科学講座
最所公平	久留米大学 外科学講座	森 正樹	九州大学 消化器・総合外科（第二外科）
佐伯浩司	九州大学 消化器・総合外科（第二外科）	森 直樹	久留米大学 外科学講座
坂口善久	国立病院機構九州医療センター 消化管外科	森田 勝	国立病院機構九州がんセンター 消化管外科
佐々木健	鹿児島大学 消化器・乳腺甲状腺外科	八木泰佑	熊本大学 消化器外科学
定永倫明	済生会福岡総合病院 外科	山下裕一	福岡大学病院 消化器外科
柴田智隆	大分大学 消化器・小児外科	山名一平	福岡大学病院 消化器外科
島岡秀樹	福岡大学病院 消化器外科	山本真一	荒尾市民病院 外科
鈴木浩輔	大分大学 消化器・小児外科	吉田直矢	熊本大学 消化器外科学
田口健一	国立病院機構九州がんセンター 病理診断科	吉田倫太郎	済生会福岡総合病院 外科
武野慎祐	宮崎大学 外科学講座／福岡大学病院 消化器外科	吉永敬士	国立病院機構九州医療センター 消化管外科
田代耕盛	宮崎大学 外科学講座		
伊達有作	福岡和白病院 外科		
田中寿明	久留米大学 外科学講座		
谷口大介	九州大学 消化器・総合外科（第二外科）		
出先亮介	鹿児島大学 消化器・乳腺甲状腺外科		
藤也寸志	国立病院機構九州がんセンター 消化管外科		

目 次

01 重粒子線治療により完全奏効が得られ，経過観察中に胆管癌を診断された
Stage I 胸部食道癌症例 ……………………………………………………………… 1
（九州大学 消化器・総合外科）廣瀬皓介, 中島雄一郎, 佐伯浩司, 沖　英次, 森　正樹

02 重症 COPD を合併した進行食道癌 …………………………………………………… 4
（九州大学 消化器・総合外科）谷口大介, 中島雄一郎, 佐伯浩司, 沖　英次, 森　正樹

03 Bulky な左胃動脈幹リンパ節転移を伴った胸部下部食道癌 ……………………… 8
（九州がんセンター 消化管外科）中ノ子智徳, 池部正彦, 中司　悠, 香川正樹, 森田　勝, 藤也寸志

04 喉頭温存を強く希望する高位頸部食道癌症例に対する救済手術 ………………… 11
（熊本大学 消化器外科学）清住雄希, 吉田直矢, 馬場秀夫

05 頸胸境界部食道癌 ……………………………………………………………………… 14
（新武雄病院 外科）伊達有作, 藤家雅志, 藤田博正, 井上要二郎, 中野龍治

06 胃管癌の手術例 ………………………………………………………………………… 19
（新武雄病院 外科）藤家雅志, 伊達有作, 藤田博正, 徳永裕貴, 中野龍治

07 頭頸部癌・食道癌治療後の異時性食道癌に対する手術 …………………………… 26
（久留米大学 消化器外科）的野　吾, 田中寿明, 森　直樹, 日野東洋, 最所公平

08 診断に難渋した固有食道腺由来と考えられる 4 型食道腺癌 ……………………… 29
（荒尾市民病院 外科）山本真一

09 術前深達度診断が困難であったびまん浸潤型食道扁平上皮癌 …………………… 33
（九州大学 消化器・総合外科）家守智大, 中島雄一郎, 佐伯浩司, 沖　英次, 森　正樹

10 食道胃接合部癌による偽性アカラシア ……………………………………………… 36
（熊本大学 消化器外科）八木泰佑, 馬場祥史, 馬場秀夫

11 術中損傷して判明した気管支憩室（副心臓枝） …………………………………… 39
（荒尾市民病院 外科）山本真一

12 甲状腺腫瘍を伴なった食道癌 ………………………………………………………… 42
（鹿児島大学 消化器乳腺甲状腺外科）奥村　浩, 出先亮介, 内門泰斗, 夏越祥次

13 孤立性肝腫瘤を伴った食道神経内分泌細胞癌 ……………………………………… 45
（九州がんセンター 消化管外科）藤家雅志, 江頭明典, 田口健一, 藤也寸志, 藤田博正

14 術中に気管膜様部損傷をきたした胸部上部食道癌 ………………………………… 51
（久留米大学 消化器外科）最所公平, 田中寿明, 的野　吾, 森　直樹, 日野東洋, 藤崎正寛

15 食道癌術後の気管膜様部損傷に対する緊急手術 …………………………………… 54
（熊本大学 消化器外科）岡留一雄, 馬場祥史, 馬場秀夫

16 食道切除後の難治性胃管気管瘻に対する手術 ……………………………………… 59
（熊本大学 消化器外科）内原智幸, 長井洋平, 吉田直矢, 馬場秀夫

17	食道癌術後に生じた難治性胃管肺瘻 ……………………………………………………… 63
	（飯塚病院 外科）木村和恵, 赤星和也, 梶山　潔

18	根治的化学放射線療法後の食道気管瘻, 喉頭気管壊死に対する手術 ………………… 66
	（熊本大学 消化器外科）野元大地, 吉田直矢, 馬場秀夫

19	悪性リンパ腫による食道気管支瘻 ………………………………………………………… 70
	（大分大学 消化器・小児外科）錦　耕平, 柴田智隆, 鈴木浩輔, 麓　祥一, 猪股雅史

20	頸部食道癌術後の突然の吐血 ……………………………………………………………… 74
	（鹿児島大学 消化器乳腺甲状腺外科）尾本　至, 内門泰斗, 佐々木健, 夏越祥次

21	胃全摘後の食道空腸吻合部縫合不全 ……………………………………………………… 77
	（鹿児島大学 消化器乳腺甲状腺外科）佐々木健, 尾本　至, 内門泰斗, 夏越祥次, 奥村　浩

22	頸部食道癌に対する根治的化学放射線療法の既往がある下部食道癌症例の 術後難治性縫合不全 ………………………………………………………………………… 82
	（熊本大学 消化器外科）長井洋平, 吉田直矢, 馬場秀夫

23	抗凝固療法中に出血性ショックとなった食道癌症例に生じた難治性食道皮膚瘻 ……… 86
	（宮崎大学 外科学講座）田代耕盛, 武野慎祐, 河野文彰, 伊東　大, 七島篤志, 中村都英

24	術後多岐にわたる合併症に難渋した食道胃接合部癌 …………………………………… 90
	（長崎大学 移植・消化器外科）砂河由理子, 小林慎一朗, 金高賢悟, 江口　晋

25	胸部食道癌術後の胃管壊死 ………………………………………………………………… 95
	（九州医療センター 消化管外科）吉永敬士, 楠元英次, 橋本健吉, 楠本哲也, 坂口善久, 池尻公二

26	自殺企図による台所用漂白剤飲用にて生じた頸部食道穿孔 ……………………………… 98
	（済生会福岡病院 外科）吉田倫太郎, 定永倫明, 野中謙太朗, 本坊拓也, 松浦　弘

27	腐食性食道炎による胸部中部食道穿孔 …………………………………………………… 102
	（福岡大学 消化器外科）山名一平, 武野慎祐, 槙　研二, 島岡秀樹, 山下裕一, 長谷川傑

28	穿孔性腹膜炎術後に発生した難治性食道狭窄 …………………………………………… 106
	（別府医療センター 消化器外科）久保信英, 松本敏文, 折田博之

29	食道癌術後のESBL産生菌感染 …………………………………………………………… 110
	（久留米大学 消化器外科）日野東洋, 田中寿明, 森　直樹, 的野　吾, 最所公平, 藤崎正寛

30	脳膿瘍を発症した食道癌 …………………………………………………………………… 112
	（久留米大学 消化器外科）森　直樹, 田中寿明, 的野　吾

31	ESD 後の食道穿孔 …………………………………………………………………………… 115
	（鹿児島大学 消化器乳腺甲状腺外科）奥村　浩, 林　直樹, 内門泰斗, 夏越祥次

32	食道吻合部狭窄に対する内視鏡治療後の食道穿孔により生じた縦隔膿瘍 …………… 118
	（九州がんセンター 消化管外科）中司　悠, 池部正彦, 太田光彦, 井上要二郎, 森田　勝, 藤也寸志

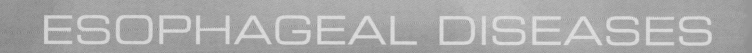
ESOPHAGEAL DISEASES

case 01 重粒子線治療により完全奏効が得られ，経過観察中に胆管癌を診断された StageⅠ胸部食道癌症例

症例 77歳，男性

主訴：肝機能障害

現病歴：200X年，胸部中部食道扁平上皮癌（cT1bN0M0 cStageⅠ）に対し，他院で重粒子線治療（炭素イオン線 43.2Gy/12fr.）を施行され，臨床的な完全寛解の診断となった。その後，前医及び当院の外来にて経過観察を継続していたが，再発なく経過していた。重粒子線治療から7年半後の血液検査にて肝胆道系酵素の上昇を認めた。

既往歴：高血圧症，左内頸動脈狭窄症

生活歴：喫煙：40本/日×40年，飲酒：日本酒1升/日×40年

血液生化学検査：WBC 7030/μl, Hb 13.1g/dl, Plt 25.4×10⁴/μl, AST 216, ALT 240, LDH 215, ALP 2155, γ-GTP 1559, AMY 71, T-bil 2.6, D-bil 1.1, BUN 15, Cr 0.95, Alb 3.3, Glu 89, CRP 5.99, PT% 84%, PT-INR 1.09, 肝炎ウイルス陰性。

腫瘍マーカー：CEA 2.9ng/ml, CA19-9 41.6U/ml, CYFRA 3.3ng/ml, SCC 0.5ng/ml

心・肺機能検査：EF 68.4%，壁運動異常なし。$FEV_{1.0}$ 2.55L, $FEV_{1.0\%}$ 73.28%, %VC 111.0%。

胸部・腹部X線検査：異常所見なし

上部消化管内視鏡検査：食道癌治療前（200X年）；門歯列より24-30cmの胸部中部食道前壁を主体に，約半周性の0-Ⅱa＋Ⅱc病変を認め，深達度はT1b-SM2〜SM3程度と考えられた（**図1-A**）。周囲にヨード不染域を伴っていた（**図1-B**）。X＋7年半後；明らかな再発所見なし（**図2**）。

造影CT：肝内〜総胆管の拡張像を認める（**図3**）。

内視鏡下逆行性膵胆管造影検査（ERCP）：下部胆管での造影途絶像を認め，上流胆管は拡張している（**図4**）。

胆汁細胞診：神経内分泌腫瘍疑い

PET-CT：下部総胆管に軽度の集積像を認める（SUVmax＝2.24）が，明らかな遠隔転移やリンパ節への異常集積を認めない（**図5**，（矢印）下部総胆管FDG集積部）。

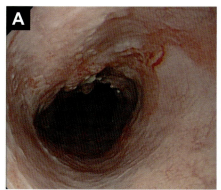 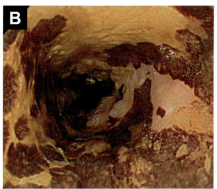 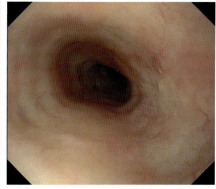

図1-A（左），図1-B（右）　上部消化管内視鏡検査（食道癌治療前）　　　図2　食道癌治療7年半後

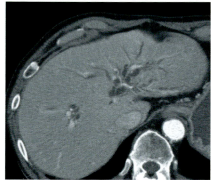 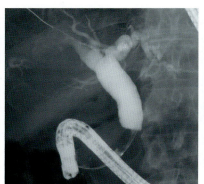 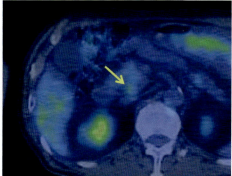

図3　造影CT　　　図4　ERCP　　　図5　PET-CT
（矢印）下部総胆管FDG集積部

以上の結果から，食道癌治療後・遠位胆管癌（cT2N0M0 cStageⅠB）と診断した。

治療法は？　1. 手術　2. 化学療法　3. 化学放射線療法　4. 経過観察

> **POINT 症例のポイント①**
> ▶食道扁平上皮癌は、根治的重粒子線治療により長期CRが得られており、明らかな再発を認めていない。
> ▶胆管癌は、神経内分泌細胞癌の可能性も考えられたが、明らかなリンパ節転移や遠隔転移を認めず、手術による根治的治療が期待できると考えられ、根治切除を行う方針とした。

手術：亜全胃温存膵頭十二指腸切除
・術後経過は良好で、術後32日目に自宅退院となった。
◆**病理所見（胆管）**
・MANEC (mixed adenoneuroendocrine carcinoma)（右図）, pT3a (pancreas), med, INFb, ly0, v1, pN0, pHM0, pEM0, pPV0, pA0, Mitotic figures > 20/10HPF, MIB-1 index > 80%。

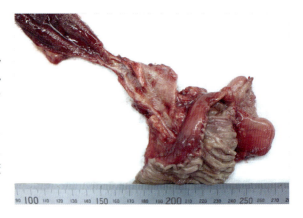

最終診断：胆管腺神経内分泌細胞癌（MANEC）, pStage ⅡAと診断した。術後補助化学療法は行わず外来経過観察を行うこととなったが術後4ヶ月の上部内視鏡検査で胸部中部食道に腫瘍性病変を認めた。

胆管癌術後4ヶ月
血液生化学検査：特記すべき異常所見を認めない。
腫瘍マーカー：CEA 2.1ng/ml, SCC 0.8ng/ml
胸部・腹部X線検査：異常所見なし
上部消化管内視鏡検査：門歯列より25cmの胸部上部食道左側壁に粘膜下腫瘍様の立ち上がりを有する15mm大の潰瘍性病変を認めた。深達度は粘膜下層が主体で、一部固有筋層浅層への浸潤も疑われた（図6）。
生検病理診断：高分化扁平上皮癌
造影CT：食道病変は指摘できず、その他明らかな遠隔転移やリンパ節転移を認めない。

・食道腫瘍性病変は、7年半前に治療を行った食道癌辺縁部と重なっており、食道扁平上皮癌再発と考えた。その際、全身精査の造影CT精査で肝腫瘤を認め、胆管癌肝転移再発が疑われた（図7）。

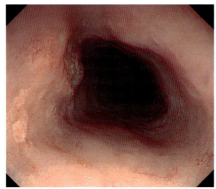

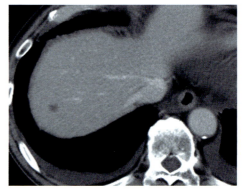

図6　上部消化管内視鏡検査　　図7　造影CT

肝及び食道病変に対する治療法は？
1. いずれも局所療法（手術あるいは放射線療法）　2. 全身化学療法
3. 食道は局所療法, 肝は化学療法　4. 食道は化学療法, 肝転移は局所療法　5. 緩和医療

| POINT | 症例のポイント② |

▶食道癌再発部は重粒子線照射野内にあり，再照射は困難である。また深達度から ESD の適応外である。一方、サルベージ手術は，膵頭十二指腸切除術後の再発でもあり過大侵襲となると考えられた。
▶肝転移再発が MANEC 再発であれば予後は非常に厳しいと考えられるが，比較的限局した再発である。
▶患者の全身状態は良好であり，患者自身も積極的治療を希望している。

　本症例では，まず食道癌再発に対して，局所制御を目的にサルベージ PDT*（光線力学療法；Photo-Dynamic Therapy）を行い，その後胆管癌再発病変の再評価を行い，可能であれば肝切除を行う方針とした。

その後の臨床経過：サルベージ PDT 後に特記すべき合併症を認めなかった（**図 8**）。しかし，PDT 1ヶ月後の造影 MRI で多発肝転移所見を認めた（**図 9**）。肝生検にて MANEC による肝転移再発の確定診断を得た後，全身化学療法（IP 療法；CPT-11＋CDDP）を導入し，9 コース施行後 CR が得られた。しかし，両側胸水貯留（原因不明）の治療中に誤嚥性肺炎及び心不全を併発し，敗血症のため死亡した。

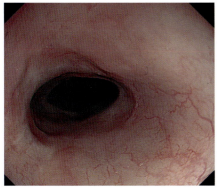
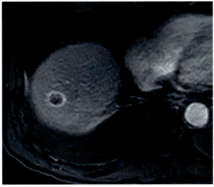
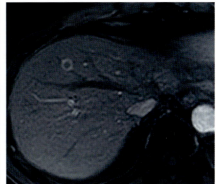

図 8　上部消化管内視鏡検査　　図 9　造影 MRI

　*PDT は，（化学）放射線療法後の局所遺残再発食道癌に対し 2015 年 10 月 1 日より保険適用となった新規内視鏡的治療であり，腫瘍親和性光感受性物質であるタラポルフィンナトリウム（レザフィリン®）を静注後，4-6 時間ほどして PDT 半導体レーザ（PD レーザ）及び EC-PDT プローブを使用し，経内視鏡的に食道癌の局所制御を行うものである。

▶ **考　察**

▶本症例では，初回重粒子線治療後 7 年半にわたって臨床的な完全寛解を維持していた食道扁平上皮癌が，胆管癌に対する膵頭十二指腸切除術を契機として再発した症例と考えられた。また PDT は表在性食道癌に対する新しい内視鏡的治療ではあるが，本症例ではその局所制御に非常に有効であった。
▶胆管癌術後の食道癌が，「重粒子線治療後の臨床的な完全寛解後の再発」か，あるいは「新規病変」か，は判断が難しい。本症例では，胆管癌術後の食道病変は初回病変の辺縁部と重なっていることや，胆管癌術前のスクリーニング検査で病変を認めず，その 5 ヶ月後に表在食道癌を指摘されていることから，手術侵襲の影響で再発した可能性も考えられた。手術侵襲と癌再発に関する in vitro での研究報告[1,2]はあるが，臨床におけるまとまった報告はないのが現状である。手術侵襲に伴う腫瘍再発や急性増悪のリスクを考えさせられる一例であった。

【参考文献】
1) Ananth AA, et al：Correction：Surgical stress abrogates pre-existing protective T cell mediated anti-tumor immunity leading to postoperative cancer recurrence. *PLoS One* 11, (2016). e0159471.
2) Seth R, et al：Surgical stress promotes the development of cancer metastases by a coagulation-dependent mechanism involving natural killer cells in a murine model. *Ann Surg*. 258：158-68, 2013

（廣瀬皓介，中島雄一郎，佐伯浩司，沖　英次，森　正樹）

case 02 重症COPDを合併した進行食道癌

症例 61歳，男性

主訴：嚥下困難

現病歴：3カ月間の嚥下困難を自覚され，近医受診．上部消化管内視鏡検査で食道癌を疑われ精査加療目的に当科紹介となった．

生活歴：喫煙：20本/日×43年，飲酒：ビール5杯/日

血液生化学検査：異常なし

腫瘍マーカー：CEA 4.9ng/ml，CA19-9 19.3U/ml，SCC 3.5ng/ml，SCCは高値であった．

心肺機能検査：心機能正常，%VC 74%，$FEV_{1.0}$% 44%，$FEV_{1.0}$ 1380mlと重度閉塞性肺障害あり

胸部・腹部X線：異常なし

上部消化管内視鏡検査：門歯列（DA）より35cmの胸部中部食道に左側に約1/3周性の0-Ⅱc病変，DA 43cmの胸部下部食道に亜全周性の2型病変あり．生検結果は高～中分化扁平上皮癌であった（図1）．

上部消化管造影検査：胸部中部から下部にかけて長径7cmの半周性強の2型病変あり．狭窄をきたしており，造影剤の通過はやや不良であった（図2）．

CT検査：胸部下部食道に壁肥厚あり．気管気管支リンパ節左側，噴門部にリンパ節腫大を認め，転移を疑う所見であった．また両肺に巨大ブラを複数個認めた（図3）．

PET-CT検査：胸部下部食道にSUVmax13のFDG異常集積あり．気管左リンパ節にSUVmax10，噴門部にSUVmax14のFDGの異常集積あり，リンパ節転移が疑われる（図4）．

以上の所見から，食道癌，Lt，7cm，2型，cT3N2M0 Stage Ⅲと診断した．

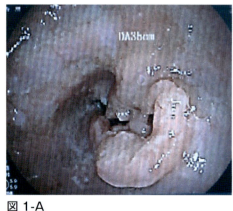
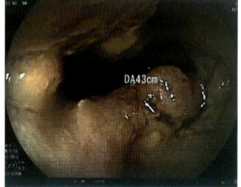
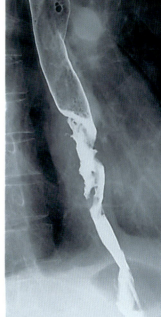

図1-A　　　図1-B　　　図2

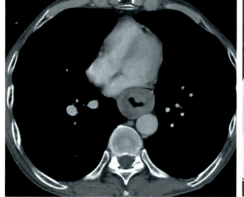
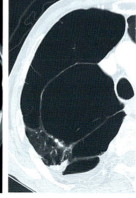
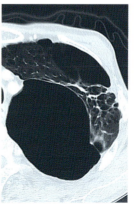

図3-A　　　図3-B　　　図3-C

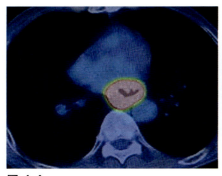
図 4-A

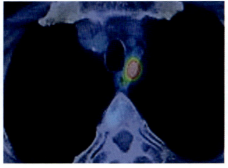
図 4-B

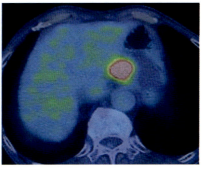
図 4-C

治療法は？
1. 根治的手術 （A. 術前治療なし，B. 術前化学療法，C. 術前化学放射線療法）
2. 化学療法　　3. 化学放射線療法

POINT 症例のポイント①

　cStage Ⅲであるが，重度の COPD と両肺巨大ブラがあり，周術期のリスクはかなり高いと判断した。リスクを患者に十分に説明した結果，手術を希望された。リスクを考慮し，標準治療である術前化学療法ではなく，より局所制御効果の高い術前化学放射線療法を施行後に，食道切除再建術を二期的に分割して施行する方針とした。

　入院後，術前化学放射線療法（FP 療法＋40.5Gy/27Fr 予定）を開始した。発熱，炎症所見上昇を認め 22 日目に精査を行い腫瘍穿破による肺化膿症と診断した。同日より放射線照射を中断し（中止までに 27Gy 照射），抗菌薬治療を開始した。発熱や炎症所見は改善傾向であり，37 日目の CT では右下葉の液体貯留やその内部 air は縮小傾向であったが，肺野陰影は増悪傾向であった。以上より，術前化学放射線治療は中止する方針とした。術前治療の効果判定検査を行った。

上部消化管内視鏡検査：DA 35cm の 0-Ⅱc 病変は瘢痕化していた。狭窄は残存し，それより肛門側には内視鏡の通過は不能であった（図 5）。
上部消化管造影検査：狭窄自体は残存していたが，狭窄の範囲は長径 4.5cm と縮小が見られた（図 6）。
CT 検査：食道の壁肥厚は著変なかった（図 7）。
PET-CT 検査：胸部下部食道への FDG の集積は SUVmax：12.7 から 4.76 へ改善していた。また気管気管支リンパ節左側と噴門部リンパ節への FDG の集積も軽減していた（図 8）。
呼吸機能検査：$FEV_{1.0}$＝1420ml，$FEV_{1.0\%}$＝44.5％ と高度の閉塞性肺機能障害あり。

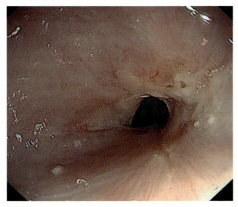
図 5

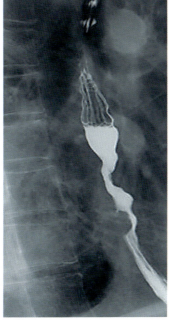
図 6

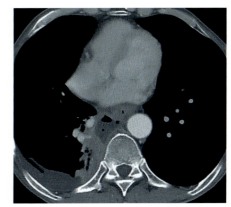
図 7

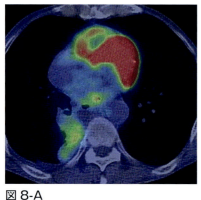 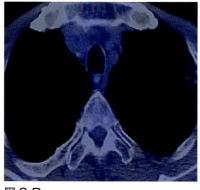 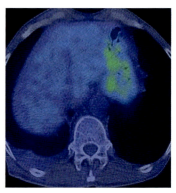

図 8-A　　　　　　　　図 8-B　　　　　　　　図 8-C

術前治療後の方針は？
　1. 手術　2. 非手術（①ステント留置　②バイパス手術）　3. ベストサポーティブケア

POINT 症例のポイント②

　術前治療施行後も肺機能や全身状態の悪化はなく，また術前治療効果もあった．しかしながら，腫瘍穿破による原発巣からの胸腔内への腫瘍細胞の播種の可能性もあり，腫瘍学的に根治できるか懸念される状況であった．患者へ病状を説明したところ，患者が強く手術を希望されたことから，原発巣の切除再建術を施行する方針とした．重度閉塞性肺機能障害や手術侵襲を考慮して食道切除・再建術を二期的に分割し，また経皮的心肺補助（PCPS）待機下で手術を施行する予定とした．腫瘍は右肺下葉へ接しており，右肺下葉合併切除する可能性があった．右肺下葉切除する場合の予測残存肺活量は641ml/m^{2}で手術適応の下限であったが，肺化膿症により右肺下葉はほぼ含気しておらず，合併切除可能と判断した．

第一期手術：まず PCPS を行なうことも想定し右腋窩静脈路と右大腿静脈路を確保し，食道切除術を開始した．右肺下葉合併切除を予定していたが，肺化膿症病変により右肺下葉と中葉の分離が困難であった．右肺化膿症病変を切除するには右肺全摘が必要であったが，残存肺活量を考慮すると不能と判断した．食道と右肺の癒着を剥離し食道切除術を施行した．術中 PCPS は使用しなかった．

病理診断：pT3N3（#101）M0 Stage Ⅲ の診断であった．口側肛門側断端は陰性だったが，外膜側切離断端は陽性であった（図9）．

第二期手術：一期目手術術後14日目に開腹食道再建術（大弯側細径胃管・胸骨後経路）を施行した．術後両側気胸が発症し両側胸腔ドレーンを留置した．その他有害事象なく，二期目手術術後28日目に自宅退院となった．

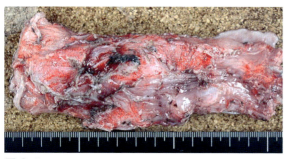 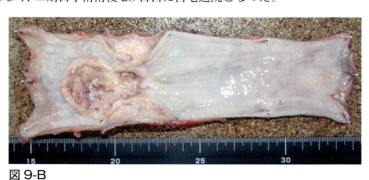

図 9-A　　　　　　　　　　　　　　　　図 9-B

退院後経過：術後の PET-CT で遺残腫瘍および頸部リンパ節への FDG 異常集積を認め，同部位へ放射線照射を施行した（40Gy/20Fr）．その後は緩和医療へ移行し，術後10カ月後に癌死した．

考察

　重症COPDを併存する進行食道癌症例に対して術前化学放射線療法中に，腫瘍穿破による縦隔膿瘍・肺化膿症を発症した治療困難症例であった。二期目術後に，両側気胸を発症したものの，二期分割によって切除術を施行し得た。術後は経口摂取可能となり10カ月の生存が得られたため手術の意義はあったと考えられるが，術後早期に胸膜播種再発をきたした。根治性の観点からは，腫瘍穿破症例に対する切除術は，慎重に考慮する必要があることを考えさせられた症例であった。

（谷口大介, 中島雄一郎, 佐伯浩司, 沖　英次, 森　正樹）

case 03 Bulky な左胃動脈幹リンパ節転移を伴った胸部下部食道癌

症例 47歳，男性

現病歴：X年1月食物つかえ感と嘔吐を契機に近医受診し，上部消化管内視鏡検査で胸部食道癌と診断された。CT検査では遠隔転移は認めなかったものの，左胃動脈を巻き込むbulkyなリンパ節腫大を認めた。

既往歴：特記事項なし

生活歴：喫煙：20本/日（18-38歳），飲酒：ビール500ml，焼酎1合/日

現症：身長170cm，体重62kg，PS：0

腫瘍マーカー：CEA 5.4ng/ml, SCC 0.3ng/ml

【術前治療前画像検査】

上部消化管透視検査：胸部下部食道に1/3周性の2型腫瘍（図1A）

上部消化管内視鏡検査：胸部下部食道に2型腫瘍（図1B）

CT検査：胸部下部食道に壁肥厚所見。左胃動脈を巻き込むリンパ節腫大あり。腹腔動脈への浸潤はなし。一部肝浸潤が疑われた（図1C）。

診断：胸部下部食道癌, cT3 N1（左胃動脈幹リンパ節；#7）M0 cStage III。

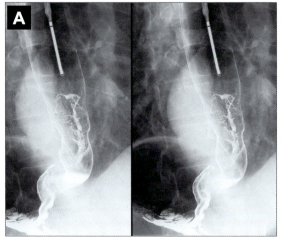

図1A

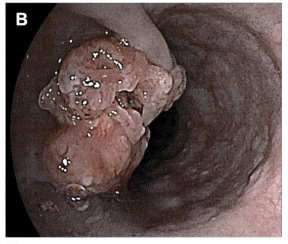

図1B

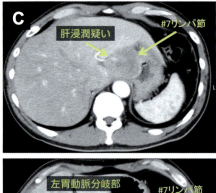
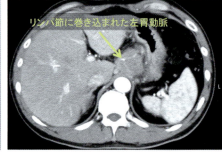
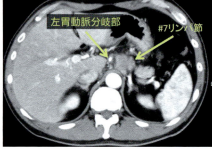
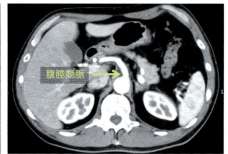

図1C

治療1：左胃動脈を巻き込むリンパ節腫大を伴った cStage III の胸部下部食道癌症例。年齢が若く PS 良好であることから，術前治療（NAC）として局所制御効果の高い DCF 療法を 2 コース行った。

【術前化学療法後画像検査】
CT 検査：原発巣は縮小したが，リンパ節転移巣は変化なかった（**図2**）。

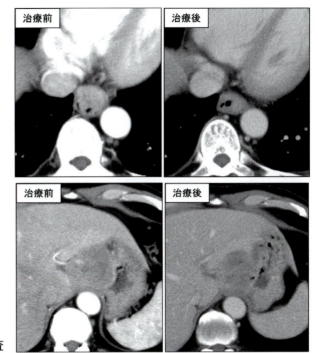

図2　術前化学療法後 CT 検査

治療法は？　1. 手術　　2. 化学療法（継続 or 変更）　　3. 化学放射線療法

POINT 症例のポイント①

　手術を行うかどうかが論点となった。#7 リンパ節転移巣は縮小しておらず，左胃動脈の根部切除による R0 手術が達成できない可能性があった。
　化学放射線療法を追加することにより，R0 手術の可能性が高くなると考え，放射線治療 41.4Gy と CF 療法を 2 コース行った。

【術前化学放射線療法後画像検査】
CT 検査：#7 リンパ節転移巣は増大し，膵臓ならびに腹腔動脈への浸潤も新たに指摘された（**図3**）。

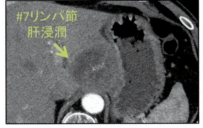
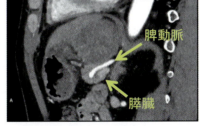
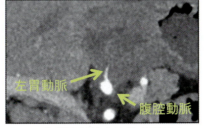
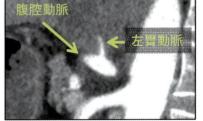

図3　化学放射線療法後 CT 検査

治療法は？　1. 手術　　2. 化学療法（継続 or 変更）　　3. 化学放射線療法

> **POINT 症例のポイント②**
>
> 　R0 手術の達成には腹腔動脈の切除を検討しなければならない状況となり，過大侵襲が懸念された一方で，遠隔転移がないことやこれまでの化学療法，放射線療法が奏効していないことから，次の治療法の選択に難渋した。
> 　食道癌の #7 リンパ節転移に対して腹腔動脈を合併切除する膵体尾部切除により根治手術を達成できた症例報告があった[1)2)]。院内全体で Cancer Board を行い，手術の妥当性や安全性について検討した。最終的に腹腔動脈切除は肝不全などリスク因子が多く，左胃動脈分岐部での #7 リンパ節切除によって R0 手術を目指すこととなった。術中所見で腹腔動脈浸潤があれば非切除の方針となった。

手術：食道亜全摘，胃管による胸骨後経路再建，肝外側区域切除，膵体尾部切除術（図 4）を行った。#7 リンパ節は左胃動脈根部を切離し郭清した。左胃動脈根部周囲は硬く，癌の浸潤も否定できなかったが，可及的に剥離し切離した。
術後経過：合併症なく経過し 34 日目に退院した。
最終病理結果：Well to moderately SCC, Grade 1a。
　pT4b（No. 7-liver, pancreas），INFb, ly2, v2, pIM0, pPM0, pDM0, pRM1（liver, 左胃動脈根部周囲）。
経過：病理結果で，剥離断端に癌組織が陽性であったため，術後 2 カ月目から腹腔動脈周囲に放射線治療を開始した。その後，腹腔動脈周囲の局所再発および肝転移が出現し，術後 6 カ月の時点でパクリタキセルによる化学療法を行っている。

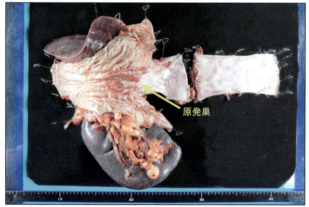
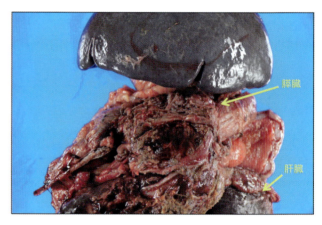

図 4　切除標本

▶ 考　察

　通常我々は，NAC で病変が縮小していないときは，直ちに手術を行っているが，本例では左胃動脈根部への浸潤の可能性があり，放射線治療を追加した。結果として，リンパ節がさらに増大して pR0 手術が行えず，早期の再発をきたした。以前，NAC 不応例に対して放射線治療を行うことにより，根治切除が可能となった症例を経験していたが，本例では逆の結果となった。食道癌に対する化学療法，放射線療法の感受性予測は，古くからある課題であるが，未だに有効な方法がないのが現状である。
　腹腔動脈切除を伴う膵体尾部合併切除（DP-CAR）により食道癌根治切除が行われた報告例があったが[1)2)]，本例では肝切除まで必要となり，リスクが高いと判断した。

【参考文献】
1) 齋藤典才 他：Appleby 手術で腫瘍完全切除後 7 年間無再発生存中の食道癌の 1 例. 日臨外会誌 72：346-350, 2011
2) 畑　啓昭 他：巨大な胃壁内転移を伴った食道表在癌の 1 切除例. 日臨外会誌 68：3010-3014, 2007

（中ノ子智徳，池部正彦，中司　悠，香川正樹，森田　勝，藤也寸志）

case 04 喉頭温存を強く希望する高位頸部食道癌症例に対する救済手術

症例 73歳，男性

主訴：なし

現病歴：201X年Y月に健診で頸部食道に腫瘍を指摘され，精査の結果，頸部食道癌 cT2N0M0 cStage II と診断された。患者が発声機能温存を強く希望し，前医で根治的化学放射線療法（CRT：放射線 50.4Gy，FP療法2コース，追加FP療法2コース）を施行しCRとなった。しかし，7か月後に上部消化管内視鏡検査で局所再発が判明した。前医で咽頭喉頭食道切除を勧められたが，喉頭温存を希望し当科紹介となった。

既往歴：慢性腎臓病，急性虫垂炎

生活歴：喫煙：60本×15年（20～35歳），飲酒：焼酎 360ml/日×53年

血液生化学検査：Cr 1.24，eGFR 45 ml/min/1.73m^2

腫瘍マーカー：CEA 2.7ng/ml，SCC 1.3 ng/ml，抗p53抗体 3.11 U/ml

心・肺機能検査：UCGで後側壁心尖部・前壁心尖部に severe hypokinesis

上部消化管内視鏡検査：前医の初診時には，門歯列より15cmの部位に食道癌を認めた（**図1A**）。根治的CRT後，一旦CRとなった（**図1B**）。再発は門歯列より20cmの頸部食道に深い陥凹を呈し（**図1C**），生検で扁平上皮癌と診断された。粘膜下腫瘍様の所見を認め，cT2程度の深達度が予測された。

上部消化管造影検査：頸部食道に弧状～台形状変形を認める。腫瘍は左壁中心で，上縁と食道入口部の距離は約2cm（**図2**）。

CT検査：頸部食道の壁肥厚あり（**図3**）。遠隔転移やリンパ節転移なし。輪状軟骨から腫瘍上縁の距離は1.8cm。

PET-CT検査：頸部食道にFDG異常集積を認める。リンパ節転移，遠隔転移，重複癌を疑う異常集積なし（**図4**）。CT，PETからはcT3の可能性も予想された。

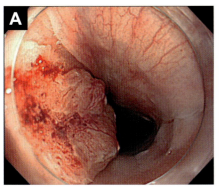 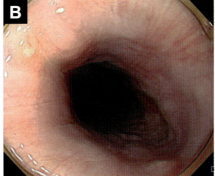 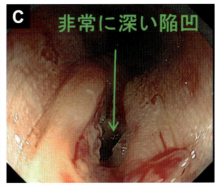

図1 上部消化管内視鏡検査
A：前医初診時，B：根治的CRT後，C：再発時

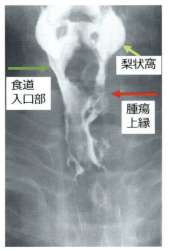 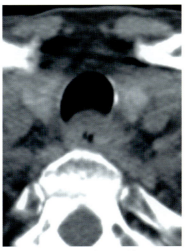 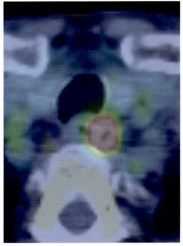

図2 上部消化管造影検査（再発時）　　図3 単純CT（再発時）　　図4 PET-CT（再発時）

以上の検査結果から，食道癌，Ce, cT2-3N0M0 cStage II 根治的CRT後再発と診断した。

治療法は？　1. 頸部食道切除＋遊離空腸再建　2. 咽頭喉頭食道摘出＋遊離空腸再建

> **POINT 症例のポイント①**
>
> 本症例はcStage IIに対する根治的CRT後の再発である。初期治療の選択理由が，患者の発声機能温存に対する強い希望である。再発病変の根治性を考えると手術が適切と考えられるが，発声機能を温存するためには喉頭温存手術が必要である。しかし，断端が陽性となるR2手術は避けなければならない。これらのことをカンファレンスで確認したうえで，頸部食道切除を第1選択とした。術中に口側断端を迅速組織診断に提出し，断端確保困難の場合は咽頭喉頭食道全摘術を施行する方針とした。腫瘍は左壁が中心であることから，左梨状窩を切り上げて断端を確保する方針とした。
> 周術期のリスク管理の一環として，頸部食道術＋遊離空腸再建を完遂できた場合においても，誤嚥のリスクが非常に高いと予測されることから，一時的な気管切開術を行うこととした。

術中所見：頸部食道と左総頸動脈の間から剥離操作を開始し，食道背側は輪状軟骨の高さまで剥離を行った。食道をテーピングし，尾側は胸骨上縁より更に尾側の上縦隔側まで全周性に剥離した（図5A）。口側の左壁は咽頭左，梨状窩の高さまで剥離した。

まず食道尾側の切離を行った。次に腫瘍口側を内視鏡で観察し（図5B），食道外よりカテラン針を刺し，断端の距離を確認しながら，左梨状窩を合併切除する切離ラインを決定した（図5C）。切離後に迅速組織診断で断端陰性を確認した。
遊離空腸と頸部食道，梨状窩との吻合は，手縫いで側々吻合を行った。吻合口が広く狭窄のリスクは少ないと判断したため，前後壁ともに2層に縫合した。空腸の吻合口を開ける前に後壁の外層（空腸の漿膜筋層と梨状窩の筋層）を結節縫合した。次に吻合口を切開し，粘膜＋粘膜下層の内層を縫合した。前壁も同様に縫合した。その後，monitoring flapを作成した（図5D, E）。

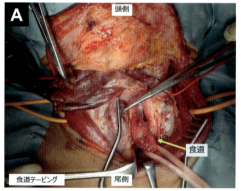

図5A　頸部剥離と食道テーピング

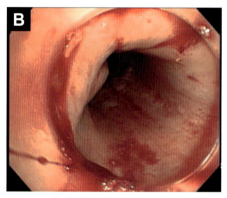

図5B　術中内視鏡による切離断端の決定

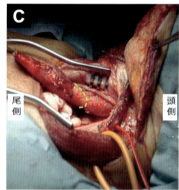

図5C　口側切離線の決定（黄線：予定切離線）

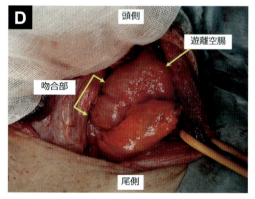

図5D　頸部吻合終了図

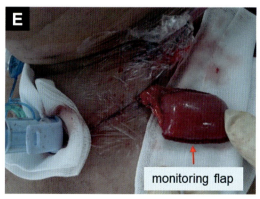

図5E　遊離空腸の血流monitoring

◆**病理組織診断**：低分化型扁平上皮癌。Ce, 1.5×1.4cm, pT3（AD）, INFb, ly0, v1, pPM0（0.6cm）, pDM0（1.4cm）, pRM0, pR0（図6）。

◆**術後経過**：術後2日目にmonitoring flapを切離した。8日目に造影検査を施行し，リークがないことを確認した（**図7**）。9日目に耳鼻咽喉科にて，反回神経麻痺がないことを確認した。10日目に気管チューブをカフなしカニューレに交換した。誤嚥がないことを確認したうえで，17日目に食事を開始。28日目に退院となった。その後，補助療法としてDCF療法を2コース施行した。術後1年が経過し，再発を認めていない。

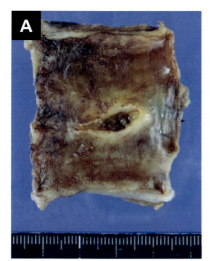

図6A　切除標本

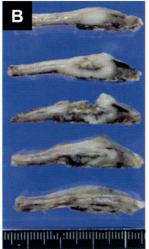

図6B　割面

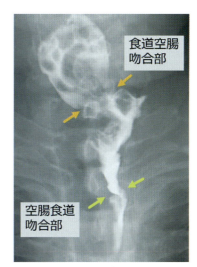

図7　術後造影検査

> ▶ **考　察**
>
> 　根治的CRT後の再発に対しては，サルベージ手術がほぼ唯一の根治的な治療となる[1]。一方でR1，R2手術の成績は非常に悪い。またサルベージ手術は術後合併症，手術関連死亡の頻度が高い。
> 　サルベージ手術で重要なことは，①根治性を確保すること，②合併症を避けるための最大限の管理を行うことが挙げられる。今回はこれらの条件に加えて，発声機能を温存することが求められた。そのため口側断端を確保したうえで喉頭を温存しつつ，合併症を最小限にする手術戦略が必要となった。
> 　本症例では，根治性の担保に関して，術中内視鏡下にカテラン針を食道外より刺して，切離断端を確認し，併せて迅速組織診断を行った。周術期合併症リスクに対しては，通常行っている合併症対策の他に，1. グラフトの鬱血，虚血を早期に発見し，遊離空腸を温存できるようにするための予防策を行うこと，2. 高位吻合は誤嚥のリスクが高くときに致死的であることからその対策を行うこと，を考えた。術式として遊離空腸再建におけるmonitoring flapの作成と，予防的な気管切開を行った。
> 　本例では術式の工夫により最終的に根治性と機能温存を両立させることが出来た。癌の進行状況次第では，今回の様に必ずしも機能温存手術が可能となるとは限らないが，最大限の工夫を施し，根治的で安全性の高い手術を目指す努力が必要である。

【参考文献】
1) Kiyozumi Y, et al：Prognostic factors of salvage esophagectomy for residual or recurrent esophageal squamous cell carcinoma after definitive chemoradiotherapy. World J Surg. 42：2887-2893, 2018

（清住雄希, 吉田直矢, 馬場秀夫）

case 05 頸胸境界部食道癌

症例 59歳，男性

主訴：なし

現病歴：201X年10月，検診目的にて近医で上部消化管内視鏡検査を受けた。門歯列より22cmの食道に0-Ⅱc＋0-Ⅰ病変を認め，生検で扁平上皮癌と診断され，11月当院紹介された。

既往歴：16歳　虫垂切除術

生活歴：喫煙：20本/日×40年，飲酒：日本酒3合/日×40年

現症：身長171cm，体重53Kg，BMI 18，右下腹部に手術痕あるほか特記すべきことなし

血液生化学検査所見：CEA 14.8ng/ml，CA19-9 10.1U/ml，SCC 0.9ng/ml

上部消化管内視鏡検査：門歯列より22cmの頸胸境界部食道に長径4cm，0-Ⅱc＋0-Ⅰ型病変あり，ヨード不染。NBIで0-Ⅱc型口側進展がみられる（図1）。

内視鏡超音波検査：病変は粘膜筋板を超えSM浸潤を認める（図2）。

上部消化管造影検査：鎖骨頭上縁の位置に小さな隆起を伴う壁不整がある。病変は頸部食道から大動脈弓上縁に及ぶ（図3）。癌腫の上下縁にマーキング・クリップをかける。

CT検査：頸胸境界部食道に軽度の壁肥厚を認める。リンパ節腫大，臓器転移はない。

PET-CT検査：胸骨上縁に相当する食道にFDGの集積増加（早期相SUVmax＝2.8，遅延相SUVmax＝2.5）がある。リンパ節，他臓器へのFDGを異常集積を認めない（図4）。

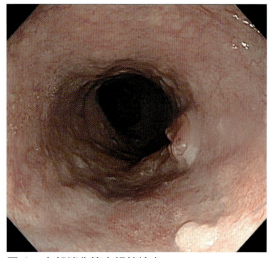
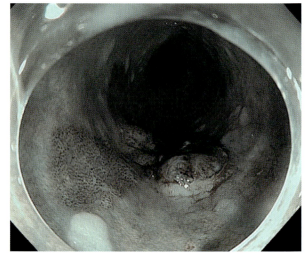

図1　上部消化管内視鏡検査
門歯列22cmの食道に0-Ⅱc＋0-Ⅰ病変がある

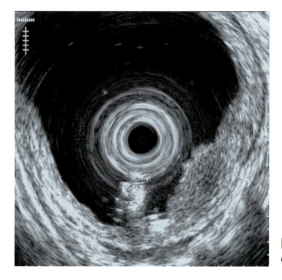

図2　内視鏡超音波検査
cT1b-SM2-3と診断した

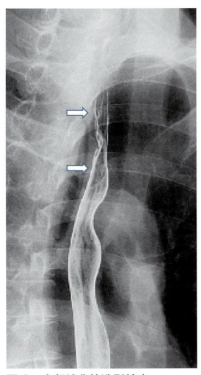

図3　上部消化管造影検査
鎖骨上縁に隆起性病変があり、壁不整は頸部食道から胸部上部食道に及ぶ。
⇨：癌腫の上縁と下縁

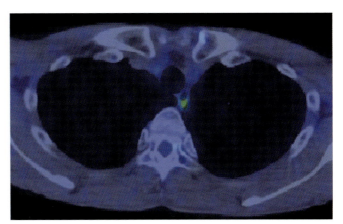

図4　PET-CT検査
食道後壁，胸骨上縁の位置にFDGの集積増加SUVmax＝2.8を認める。

治療方針は？術式は？

> **POINT 症例のポイント①**
>
> 　治療法として，(1) 手術，(2) 根治的化学放射線療法 (dCRT)，(3) 導入化学療法 (Responder であれば dCRT，Non-responder なら手術) が考えられる。また，手術術式としては，(1) 右開胸開腹食道亜全摘，胃管再建術，(2) 咽頭・喉頭・頸部及び胸部上部食道切除，遊離空腸再建術，(3) 喉頭温存頸部及び胸部上部食道切除，遊離空腸再建術（胸骨部分縦切開）が考えられる。患者に各治療法の利点欠点を説明した。現段階なら喉頭温存手術が可能であることを説明したところ，手術を選択された。

入院（201X年11月）
術前診断：頸胸境界部食道癌 CeUt 4cm 0-IIc＋0-I, cT1b（SM2-3）N0M0 cStage I。
手術：201X年12月　胸骨部分縦切開・喉頭温存頸部及び胸部上部食道切除，遊離空腸再建術。
手術所見：頸部Y字切開後，第2肋間で胸骨を横断し，その頭側の胸骨を縦切開（逆T字切開）した。両側のNo.101, No.102mid, No.104, No.106rec（可及的）およびNo.105（可及的）リンパ節郭清。肛門側食道を大動脈弓部下縁まで剥離しクリップの肛門側で切離。手縫いで巾着縫合を行い，吻合器のanvil挿入。口側食道はクリップを含め食道入口部から1.5cmで波型鉗子をかけ巾着縫合を行い切離。吻合器のanvil挿入。開腹し，遊離空腸片を採取，環状吻合器を用いて，まず肛門側の空腸食道吻合，次いで口側の食道空腸吻合を行った。最後に形成外科医が顕微鏡下に空腸動脈－左頸横動脈吻合，空腸静脈－左外頸静脈吻合を行った。手術時間9時間8分，出血量310ml（**図5**, **図6**）。
病理所見：**図7**は切除標本とその割面である。**図8**にルーペ像，**図9**に病理所見を図示する。中分化扁平上皮癌, INFb, ly（＋） v（＋）, pDM0 pPM0, pT1b（SM3）N0（0/85）M0, pStage I。

05 頸胸境界部食道癌

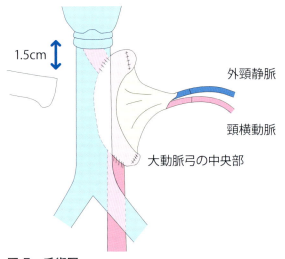

図5 手術図
頸部食道と胸部上部食道を切除し，遊離空腸で再建した

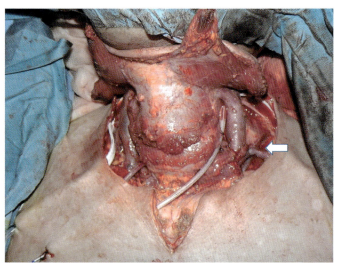

図6 手術完成時の術中写真
気管後方に遊離空腸がある。微小血管吻合（⇦）が行われている

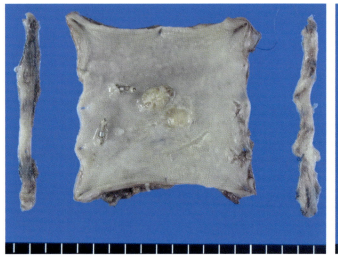
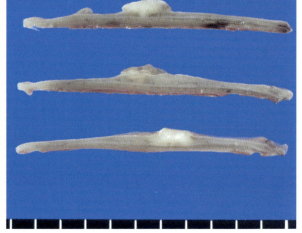

図7 切除標本（頸胸境界部食道）とその割面
口側と肛門側のマーキング・クリップを含めて切除されている

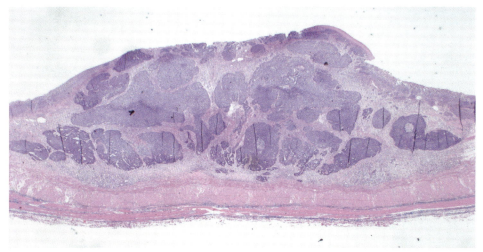

図8 切除標本のルーペ像
扁平上皮癌がSM深部に浸潤している（pT1b-SM3）

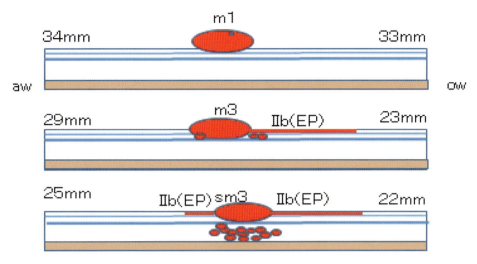

図9　組織学的所見のマップ

術後経過：
　術後1日目：人工呼吸器離脱，嗄声（左反回神経麻痺－左声帯正中固定）。
　術後3日目：経管栄養開始。
　術後11日目：術後食道造影検査：縫合不全なし。誤嚥あり。半固形食にて嚥下訓練開始（**図10**）。
　術後25日目：上部消化管内視鏡検査：吻合部狭窄あり，内視鏡的バルーン拡張術。
　術後42日目：飲水開始。
　術後48日目（201X＋1年1月）：常食摂取可能となり，退院。

術後補助療法施行せず。
術後4か月で嗄声（反回神経麻痺）改善。
術後1年半まで定期的に内視鏡的バルーン拡張術。
5年後の現在，再発なく健在である。仕事に復帰。

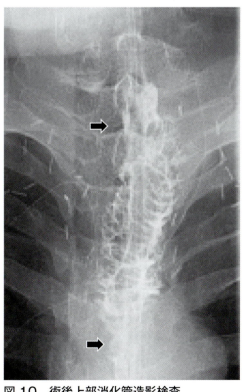

図10　術後上部消化管造影検査
　（➡）は上下の吻合部
　空腸食道吻合部は大動脈弓部より尾側の位置にある

▶ 考 察

　食道癌診療ガイドラインには頸胸境界部食道癌の治療に関する項目がない[1]。頸部が主の場合（CeUt）は頸部食道癌に準じて，胸部が主の場合（UtCe）は胸部食道癌に準じた治療が行われている[2]。頸胸境界部食道癌は，（1）喉頭に近い，（2）気管に浸潤しやすい，（3）頸部創だけでは癌種の完全切除が困難，という特徴がある。

1) 喉頭に近いため，喉頭摘出を要する症例がある。喉頭を温存しても術後長期間誤嚥に悩まされることがある。また，喉頭温存のため根治的化学放射線治療 dCRT や術前化学放射線治療が選択されることもある。
2) 気管に浸潤しやすいため，喉頭気管合併切除が行われることがある。しばしば縦隔気管瘻が必要となる[3,4]。喉頭気管を温存するための術前化学放射線療法や，手術を避けるための根治的化学放射線療法が選択されことも多い。
3) 病変が胸部に及ぶため，到達法として頸部アプローチに胸骨部分縦切開や胸骨柄切除，あるいは右開胸を加える術式，胸骨部分切開と開胸を併用する door open 法などがある。また，食道切除範囲も咽頭・喉頭・食道全摘，食道亜全摘，咽頭・喉頭・頸部食道切除（＋胸部上部食道切除），頸部及び胸部上部食道切除と多彩である[5]。

　頸胸境界部食道癌の手術術式は，気管浸潤の有無によって大別される。気管浸潤がある場合は胸骨柄を切除し，喉頭気管を合併切除して縦隔気管瘻が造設される（Grillo 法）[3,4]。気管浸潤がない場合は，①右開胸開腹食道亜全摘，後縦隔または胸骨後食道胃吻合術（気管後面の高位吻合になるので胸壁前経路はあまり選択されない）または②胸骨部分縦切開，喉頭温存頸部及び胸部上部食道切除，遊離空腸再建術が選択される[6]。

①右開胸開腹食道亜全摘・胃管再建術：No.106rec や No.105 など上縦隔リンパ節郭清が確実である。一方，開胸のため侵襲が大きくなる，高位食道胃吻合のため逆流による誤嚥性肺炎や酸逆流による咽喉頭炎が多い，食事摂取量が少なくなる，などの欠点がある。

②胸骨部分縦切開・頸部及び胸部上部食道切除・遊離空腸再建術：開胸に伴う合併症がない，食物の逆流誤嚥がない，酸逆流の障害がない，食事摂取量が保たれる，などの利点がある。一方，上縦隔リンパ節郭清が不十分であるとともに，肛門側の切除範囲が不十分となりやすい，遊離空腸が壊死すると致命的となる，などの欠点がある。

　本症例は気管浸潤がなく，PET-CT でもリンパ節転移がないと診断されたため，患者の QOL を考慮し，喉頭温存頸部及び胸部上部食道切除・遊離空腸再建術を行った。胸骨部分縦切開を加えたため，大動脈弓部上縁よりも肛門側食道まで切除し，吻合することが可能であった。

【引用文献】
1) 日本食道学会編. 食道癌診療ガイドライン 2017 年版. 金原出版, 東京, pp46-55, 2017
2) Yamasaki M, et al：Pattern of lymphatic spread of esophageal cancer at the cervicothoracic junction based on the tumor location：surgical treatment of esophageal squamous cell carcinoma of the cervicothoracic junction. Ann Surg Oncol. 22：S750-757, 2015
3) Grillo HC,：Terminal or mural tracheostomy in the anterior mediastinum. J Thorac Cardiovasc Surg. 51：422-427, 1966
4) Fujita H, et al：Upper esophagectomy with pharyngolaryngectomy for esophageal carcinoma at the cervicothoracic junction. Jpn J Surg. 21：650-654, 1991
5) Fujita H, et al：Total esophagectomy versus proximal esophagectomy for esophageal cancer at the cervicothoracic junction. World J Surg. 23：486-491, 1999
6) Fujita H, et al：Proximal esophagectomy without laryngectomy followed by free jejunal transfer for esophageal cancer at the cervicothoracic junction. J Am Coll Surg. 185：569-575, 1997

（伊達有作, 藤家雅志, 藤田博正, 井上要二郎, 中野龍治）

case 06 | 胃管癌の手術例

症例 65歳，男性

主訴：健診異常
現病歴：201X-7年11月，近医より健診を依頼され，上部消化管内視鏡検査施行。表在型食道癌と診断された。
既往歴：65歳時　狭心症
生活歴：喫煙：60本/日×45年，飲酒：焼酎1合/日×45年
上部消化管内視鏡検査：門歯列より30〜35cmに0-IIc病変があり，ヨード不染
上部消化管造影検査：病変指摘できず
内視鏡超音波検査：SM浸潤疑い
PET-CT検査：中下部食道にFDGの軽度集積SUVmax＝2.8（早期相），SUVmax＝3.6（遅延相）あり。リンパ節，臓器への異常集積なし。
心臓カテーテル検査：LAD（左冠動脈前下行枝）75％狭窄，食道癌術後にPCI（経皮的冠動脈ステント内挿術）予定。

第1回目入院（201X-6年1月）
術前診断：食道癌 Lt 5cm 0-IIc, cT1bN0M0 cStage I
手術：201X-6年　右開胸開腹食道亜全摘，2領域リンパ節郭清，胃管再建術（胸骨後経路）
病理所見：高分化扁平上皮癌, INFb, ly0 v0, pDM0 pPM0, pT1a-LPM N0(0/22) M0, pStage 0
（図1）
術後合併症：吻合部狭窄（1〜2回/月，内視鏡的バルーン拡張術）

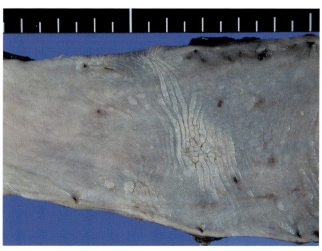

図1　食道切除標本

第2回目入院（201X-6年8月）
診断：狭心症LAD#7　90％狭窄
手術：PCI（経皮的冠動脈ステント内挿術）
　　術後クロピドグレル内服

第3回目入院（201X-5年2月）
主訴：吐血，ショック
上部消化管内視鏡所見：胃管体部前壁に出血性胃潰瘍（A1），止血術（Argon plasma coagulation：APC）（図2）
治療：輸血，オメプラゾール注射，ランソプラゾール内服

06 胃管癌の手術例

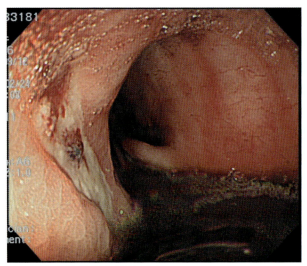

図2　上部消化管内視鏡所見
胃管体部前壁に出血性胃潰瘍

　以後，年に1, 2回上部消化管内視鏡検査で経過観察
201X-2年3月：胃体部前後壁に kissing ulcer 瘢痕（図3）
201X-1年4月：胃体部に kissing ulcer 瘢痕があるが，その幽門側後壁に open ulcer あり，迅速ウレアーゼ試験でピロリ菌陰性（図4）
生検病理診断：Open gastric ulcer（Gr 1），悪性所見なし。H. pylori（－）。
201X-1年7月：胃管下部に open ulcer，NBI で悪性所見なし（図5）
生検病理診断：Atypical cells in ulcer margin（Gr 2），再生上皮と腫瘍細胞の鑑別困難
201X-1年11月：胃管下部に open ulcer，NBI で確認したが悪性所見に乏しいと判断し，生検なし（図6）
201X年5月：胃管下部に周堤を伴う潰瘍，2型の進行胃癌。MP 以深（図7）
生検病理診断：中分化管状腺癌
PET-CT 検査：横隔膜上レベルで胃管に限局性の集積増加あり。SUVmax＝5.6。リンパ節転移，臓器転移を疑う異常集積なし（図8）。
上部消化管造影：胃管下部小弯後壁に潰瘍。位置は胸骨下部の後面（図9）

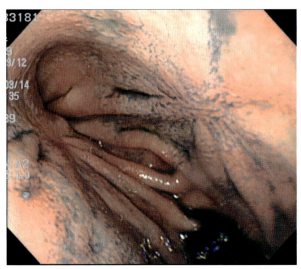

図3　胃管体部前後壁に kissing ulcer の瘢痕

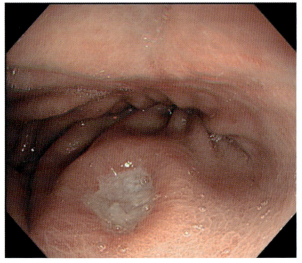

図4　胃管体部の kissing ulcer 瘢痕の幽門側後壁に open ulcer
生検で悪性細胞（－），ピロリ菌（－）

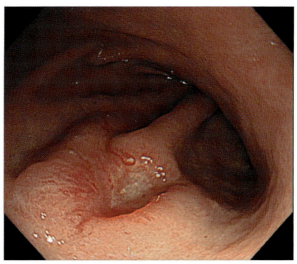

図5　胃管下部後壁の open ulcer
生検で Group 2 の atypical cells

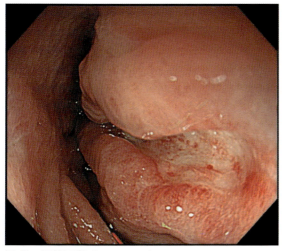

図6　胃管下部の open ulcer
内視鏡医は NBI で悪性所見なしと考え，生検しなかった

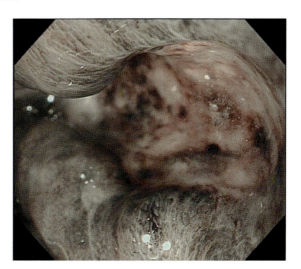

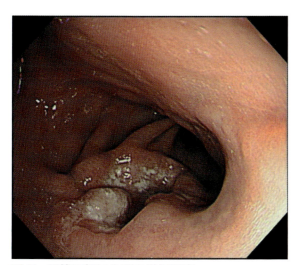

図7　胃管下部に2型の進行胃癌
生検で adenocarcinoma

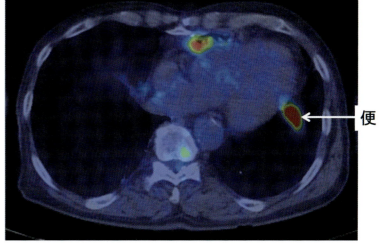

図8　PET‐CT 胸骨後面の胃管小弯後壁に FDG の異常集積
リンパ節転移，臓器転移なし

← 便

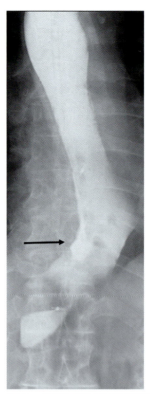

図9 胃管下部の周堤隆起を伴う潰瘍

胃管癌を早期発見できなかったか？

POINT 症例のポイント①

　出血性胃管潰瘍を発症した後，年1, 2回の頻度で内視鏡検査を行っていた。食道癌術後5年目にkissing ulcerとは別の部位（胃管下部）にピロリ菌陰性の難治性潰瘍を発症した。生検で癌細胞を検出できず，またNBIでも悪性所見を認めなかったため，PPIを投与しつつ長期間（2年間）経過観察した。ピロリ菌陰性で，PPIを使用しているにもかかわらず治癒しない潰瘍は悪性病変を念頭におき，生検を頻回に行うべきであったと考えている。

術式は？

POINT 症例のポイント②

　胃管癌の切除術式は、胃管部分切除，栄養血管を温存した幽門側胃切除，栄養血管とともにリンパ節郭清を伴う幽門側切除，胃管全摘，胃管亜全摘などがある[1]。食道癌手術からの期間が長ければ（10年以上？），栄養血管が切除されても胃管先端部は壊死に陥らないとの報告も散見される[2]。本症例に対する術式としては，胃管全摘・有茎結腸再建，または栄養血管を温存する胃管下部切除・有茎空腸再建を考えた。胃管全摘術ではリンパ節郭清が可能であるが，胸骨全縦切開が必要で，胸骨縦切開と消化管手術を併用すると化膿性骨髄炎の心配がある。胃管下部切除では胃大網動静脈を温存する必要があるためリンパ節郭清が不十分となる。我々は，PET-CT検査でリンパ節転移，臓器転移がないと判断し，骨髄炎の心配がない胸骨下1/3切除・右胃大網動静脈温存・幽門側胃管切除を選択した。

第4回入院（201X年6月）
術前診断：胃管癌　L 後壁 4cm 3型, cT3N0M0 cStage II
腫瘍マーカー：CEA 3.74ng/ml, CA19-9 42.66U/ml, SCC 0.8ng/ml

手術：201X 年 6 月　胸骨下部 1/3 切除，胃管幽門側切除（右胃大網動静脈温存，右胃動静脈切除），胃管空腸 Roux-Y 吻合術（図 10, 11）
病理所見：高分化管状腺癌（tub1），pT3（ss），ly2, v2, pPM0, pDM0, pNXMX sStage II（図 12）
　後日の免疫組織学的検査で CK 7（＋）/CK20（＋），HER2（3＋）と判明

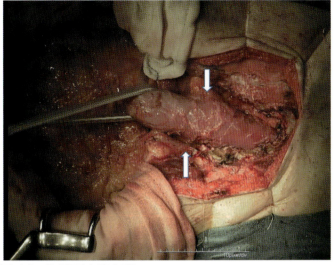

図 10　胸骨下 1/3 切除
右胃大網動静脈を温存しながら胃管を切離
⇧：胃大網動静脈，⇩：癌腫の部位

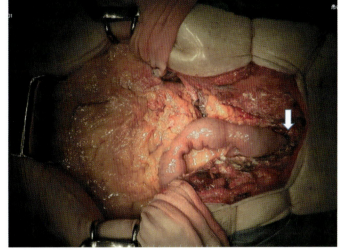

図 11　胃管空腸 Roux-Y 再建術
⇩：胃管空腸吻合部

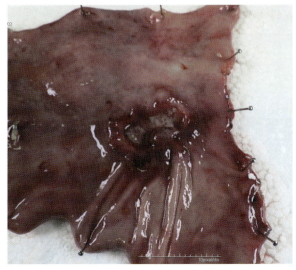

図 12　胃管切除標本
2 型進行胃癌．pT3 であった

術後補助療法は？

> **POINT 症例のポイント③**
>
> 胃癌治療ガイドライン（第4版）[3]によると，根治度A, B手術（D2以上のリンパ節郭清）を受けたpStage II, IIIA, IIIB症例はS-1補助化学療法が推奨されている。本症例は，sStage IIであるがD0郭清例であり，補助化学療法が推奨される基準に適合しない。私達はより強力な補助療法が必要と考え，Takahariらのプロトコールに準じてS-1＋CDDPを投与することとした[4]。S-1＋CDDP療法 2コース施行，その後S-1単独療法を施行するも，下痢のため1コースで中止。

CT検査：201X＋2年3月　後縦隔の大動脈・椎体・下肺静脈間（No.112またはNo.108）リンパ節腫大，両側肺多発性結節（図13）

PET-CT検査：201X＋2年8月　両側肺多発性結節にFDG集積増加 SUVmax＝5.5。後縦隔（No.112またはNo.108）リンパ節に異常集積 SUVmax＝7.2。下行大動脈左縁（No.112pul）リンパ節に異常集積 SUVmax＝22.9（図14）。

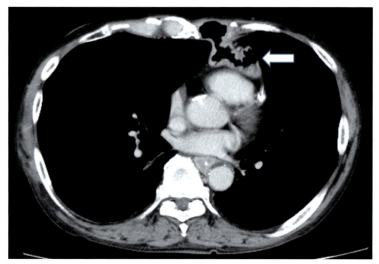
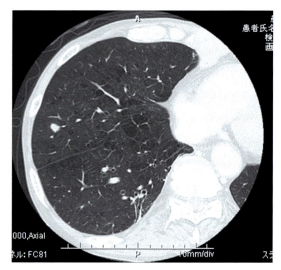

図13　CT検査
縦隔リンパ節腫大と両側肺に多発結節，胃管空腸吻合部（⇦）

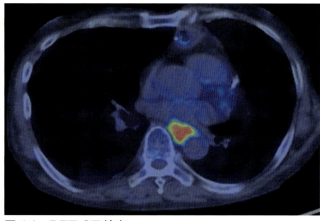
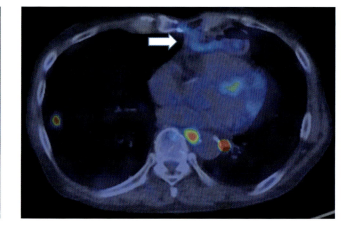

図14　PET-CT検査
縦隔リンパ節と肺結節にFDGの集積増加，胃管空腸吻合部（⇨）

治療法は？

> **POINT** 症例のポイント④
>
> 胃癌取扱い規約[5]や胃癌治療ガイドライン[3]から類推すると，下部胃管癌の領域リンパ節は小弯リンパ節（No.3b），大彎右群リンパ節（No.4d），大彎左群リンパ節（No.4sb），幽門上リンパ節（No.5），幽門下リンパ節（No.6），総肝動脈上部リンパ節（No.8a），腹腔動脈周囲リンパ節（No.9）と考えられる。なお，小弯リンパ節（No.3a）と左胃動脈幹リンパ節（No.7）は前回手術で切除されている。一方，再建胃管の壁内リンパ流は本来の胃と異なっており，胃癌取扱い規約に基づいたリンパ節郭清で根治性が得られる確証はないと考え，sentinel navigation surgery を推奨する論文もある[6]。本症例は，後縦隔リンパ節（No.112Ao または No.108 と No.112pul）への再発を認めた。これらリンパ節は食道癌あるいは肺癌の領域リンパ節である。院内 Cancer board で，食道癌の再発（扁平上皮癌）か胃管癌の再発（腺癌）か意見が分かれ，肺生検，可能ならリンパ節生検で組織学的診断を行うことになった。肺転移は腺癌であり，HER2（＋）であった。胃管癌の免疫組織学的検査を行い，主病変も HER2（＋）であることを確認し，トラスツズマブを含む化学療法を選択した[3]。

第 5 回入院（201X ＋ 2 年 9 月）
術前診断：転移性肺腫瘍
手術：201X ＋ 2 年 9 月　左胸腔鏡下肺部分切除術
病理所見：転移性腺癌・胃癌に矛盾しない。CK7（＋）/CK20（＋）。HER2（3＋）。

化学療法：XP ＋ Tmab 療法（カペシタビン＋シスプラチン＋トラスツズマブ）。
(1) 201X ＋ 2 年 9 月，(2) 10 月，(3) 11 月，(4) 12 月，(5) 201X ＋ 3 年 1 月，(6) 2 月，計 6 コース
倦怠感増悪のため，Cape ＋ Tmab 療法（カペシタビン＋トラスツズマブ）に変更
(1) 201X ＋ 3 年 3 月，(2) 4 月，(3) 5 月，(4) 5 月，(5) 6 月，計 5 コース

CT 検査：201X ＋ 3 年 6 月　縦隔リンパ節転移，肺転移 stable disease（SD）にて，治療継続中

> **考　察**
>
> 食道癌術後の再建胃管癌について、萩原らが本邦 165 例の集計結果を報告している[7]。それによると，食道癌術後 5 年未満に発見されたものが 48％，5 年以降に発見されたものが 52％であった。部位は胃管下部が 53％と多く，再建経路別では後縦隔 44％，胸骨後 38％と食道再建経路の頻度を反映していた。組織型では高分化腺癌が 61％と多かった。進行度では早期癌が 55％と多く，治療法では手術が 56％，内視鏡的治療が 30％，化学療法が 7％であった。予後の判明している 111 例の治療後の 5 年生存率は 20％未満と予後不良であった。
> 本症例は，年 1 〜 2 回の内視鏡検査を施行していたにもかかわらず，進行癌になるまで経過を見てしまった胃管癌であり，胃管癌切除後の再発形式が特異な症例であった。

【引用文献】
1) 糸井啓純 他：特殊な残胃の癌とその外科治療：胃管癌を中心に．消外 23：1149-1155, 2000
2) 大島令子 他：胃管癌に対し胃管先端温存胃亜全摘，有茎空腸再建を施行した 1 例．日外科系連会誌 41：46-51, 2016
3) 日本胃癌学会編：胃癌治療ガイドライン－医師用 2014 年 5 月改訂第 4 版．金原出版，東京，PP12-14, pp24-29, 2014
4) Takahari D, et al：Feasibility study of adjuvant chemotherapy with S-1 plus cisplatin for gastric cancer. Cancer Chemother Pharmacol. 67：1423-1428, 2011
5) 日本胃癌学会編：胃癌取扱い規約　第 15 版．金原出版，東京，pp20-23, 2017
6) Oguma J, et al：Sentinel node navigation surgery with indocyanine green fluorescence-guided method for metachronous early gastric carcinoma arising from reconstructed gastric tube after esophagectomy. Gen Thorac Cardiovasc Surg. 64：298-301, 2016
7) 萩原信敏 他：食道癌術後再建胃管癌の臨床病理学的検討－本邦報告 165 例の年代による変化と傾向－．日消誌 111：512-520, 2014

（藤家雅志，伊達有作，藤田博正，德永裕貴，中野龍治）

case 07 頭頸部癌・食道癌治療後の異時性食道癌に対する手術

症例 63歳，男性

主訴：食事時の胸痛および通過障害

現病歴：201X年Y月下旬より，食事の際に胸痛を自覚するようになった．さらに通過障害も自覚するようになり，Y＋1月下旬に近医受診し，食道癌の診断にて精査加療目的で当院紹介となった．

既往歴：52歳　舌癌，舌半切除し，断端陽性のため（pT2N0M0 StageⅡ），化学放射線療法（60Gy）施行（照射範囲　図1）．その後，下顎骨骨髄炎を併発し，下顎骨部分切除施行

　　　　　53歳　早期胃癌，胃体部小弯側に0-Ⅱ認め，ESD施行

　　　　　56歳　食道癌（Lt, 6cm, 0-Ⅱb＋Ⅱa, cT1bN0M0 StageⅠ）に対し，化学放射線療法（60Gy）施行し，完全奏効となる（照射範囲　図2）．

生活歴：喫煙：30本／日×43年，飲酒：焼酎2合×40年

家族歴：父（癌；詳細不明），母（胃癌），妹（癌；詳細不明）

現症：身長166.7cm，体重41.8kg，BMI 15．左下顎の陥没を認める．頸部リンパ節腫脹は認めない．

血液生化学検査：Alb 3.24，ICG15分値18％，その他異常所見なし

腫瘍マーカー：SCC 1.8 ng/ml（1.5未満），CEA 2.2 ng/ml（2.5未満）とともに正常範囲内

胸部・腹部X線検査：明らかな異常所見なし

上部消化管造影検査：食道LtAeに長径7cmの全周性の3型病変を認める

上部消化管内視鏡検査：門歯列から35-42cmに亜全周性の3型病変を認め，同部位から口側に連続して食道入口部まで0-Ⅱc病変を認める（図3）．生検では，扁平上皮癌．

CT検査：胸部下部食道の主病巣周囲は壁肥厚を認めるが周囲への浸潤は明らかではない（図4）．明らかなリンパ節腫大はない．

PET検査：胸部上部食道から下部食道にかけて異常集積を認め，胸部下部食道ではSUV max＝9であった．その他の部位に異常集積は認めなかった．

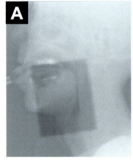 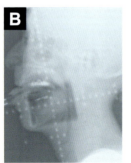

図1　舌癌の照射範囲
A：50Gy，B：10Gy

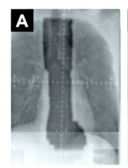 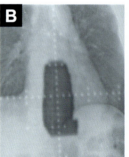

図2　食道癌の照射範囲
A：40Gy，B：20Gy

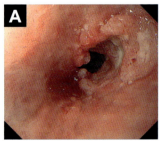 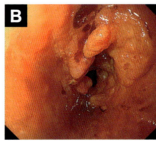 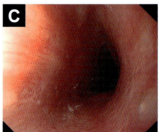 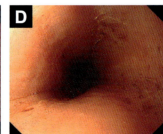

図3　上部消化管内視鏡検査
下部食道の主病巣（A：通常観察，B：ルゴール染色），上部食道の表在癌（C：通常観察，D：ルゴール染色）

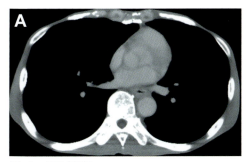 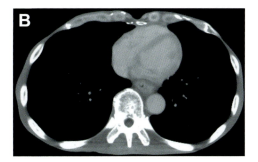

図4 CT検査

診断：食道癌　LtAeMtUtCe, 23cm, 3＋0-Ⅱc型, cT3N0M0 Stage Ⅱ
リスク：舌癌, 食道癌治療後（全食道に沿って根治線量の放射線照射後）
　　　　肝障害（ICG15分値：18%, アシアロ肝シンチ：Grade 1）
　　　　拘束性換気障害（VC：2.64L, %VC：69.7%, $FEV_{1.0}$：2.61L, $FEV_{1.0\%}$：97.0%）
　　　　低栄養（Alb：3.24g/dl, BMI：15, 舌癌術後より固形物の摂取ができない）

治療法は？　1. 手術（術式は？）　　2. 化学療法

POINT 症例のポイント①

　全食道にわたって（食道入口部〜腹部食道）食道癌病変を認める。化学放射線療法後であるため、食道癌に対するサルベージ治療として、放射線治療は不能で、化学療法単独でも根治は困難と考えられる。根治を目指すのであれば手術を選択すべきである。手術方法としては、咽頭喉頭食道全摘が必要であるが、患者は喉頭温存を強く希望し、経口摂取改善を希望している。幸いにも食道入口部から胸部上部食道にかけての病変は0-ⅡcのT1a病変である。通過障害の原因となっているのは胸部下部食道から接合部にかけての進行癌である。我々は、口側のT1a食道癌は残して、右開胸食道亜全摘を行い、遺残した口側の病変に対しては、術後にアルゴンプラズマ凝固療法（APC）にて治療を行う方針とした。

経過：201X年Y＋1月下旬に右開胸開腹食道亜全摘、胸壁前胃管再建、2領域リンパ節郭清、胃瘻造設術を施行した。術後5日目に発熱を認め、抗生剤にて加療した。血液培養検査にて、グラム陰性桿菌（のちにKlebsiella pneumoniaeと同定）が検出され、敗血症と診断した。術後7日目に造影検査を施行し、縫合不全がないことを確認した。同日の採血で、D-ダイマーの上昇（7.0 μg/ml）を認めたため、下肢の腫脹や呼吸苦などの症状はなかったがCT検査を施行した。肺動脈血栓塞栓症と診断され（**図5A**）、リバーロキサバン内服にて抗凝固療法を開始し、1週間後には血栓塞栓は消失した（**図5B**）。その他の重篤な合併症の発生はなく、術後32日目に自宅退院した。

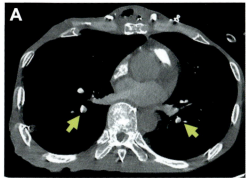 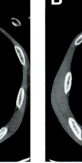 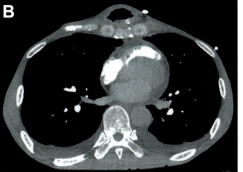

図5　CT検査
A：肺血栓塞栓症（矢印）, B：血栓溶解後

内視鏡治療：食道の遺残病変は食道入口部から吻合部近傍まで広範囲・全周性に認めるため（**図6**），狭窄予防として数回に分け APC にて焼灼することとした。Y＋5 月中旬に，1 回目の APC を施行した。焼灼部位は，右側を中心に約半周焼灼した（**図7A**）。Y＋7 月下旬に，2 回目の APC 施行し，残存病変を焼灼した（**図7B**）。残存病変はほぼ焼灼でき（**図7C**），現在は経過観察中であるが，今後厳密なフォローアップが必要である。

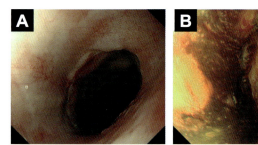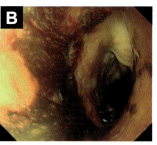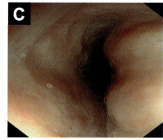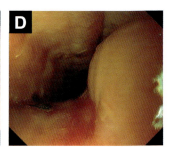

図6　上部消化管内視鏡検査
食道胃吻合部直上の病変（A：通常観察, B：ルゴール染色），食道入口部直下の病変（C：通常観察, D：ルゴール染色）

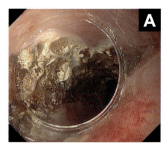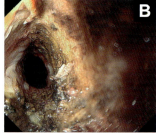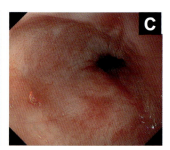

図7　上部消化管内視鏡検査（通常観察）
A：1 回目の APC, B：2 回目の APC, C：APC 終了 1 か月後

▶ **考　察**

　姑息手術ではあるが，患者の希望により，QOL を重視し，今回の治療を行った。本症例は食道入口部から吻合部近傍まで広範囲な全周性の病変であったため ESD は不能であり APC を選択した。狭窄が危惧されるため APC は分割しておこなった。根治性の観点からは，今回の治療に関して賛否両論あるかもしれない。頭頸部癌の治療歴がある場合，その後の食道癌治療が非常に困難になることがあるが，その典型例である。治療選択に難渋した一例である。

（的野　吾，田中寿明，森　直樹，日野東洋，最所公平）

case 08 診断に難渋した固有食道腺由来と考えられる 4 型食道腺癌

症例 82歳, 男性

主訴：食欲不振, つかえ感

現病歴：201X 年 Y 月頃より, 喉のつかえ感を主訴に近医受診。気胸, 右胸水を認めたため, 他院呼吸器内科に紹介し, 悪性中皮腫を疑われていた。201X 年 Y + 3 月, 食思不振にて初診医で GF を施行。食道の狭窄を指摘され, 精査加療目的で当科紹介となった。

既往歴：特記なし

家族歴：特記なし

生活歴：喫煙：10 本 / 日 × 30 年間, 飲酒：焼酎 1 合 / 日

血液生化学検査：異常なし

腫瘍マーカー：CEA 2.3ng/ml, SCC 0.6ng/ml, sIL2R 435U/ml

心エコー検査：壁運動異常なし　EF 65.1%　心嚢液少量

肺機能検査：FVC 2.85L, %VC 94.3%, $FEV_{1.0}$%, 64.6%

上部消化管内視鏡検査 1：前医内視鏡では, 狭窄部は細径内視鏡がなんとか通過する。食道裂孔ヘルニア, 逆流性食道炎はなく, 狭窄部の NBI 観察では粘膜面に明らかな異常を指摘できない（図 1A, B）。

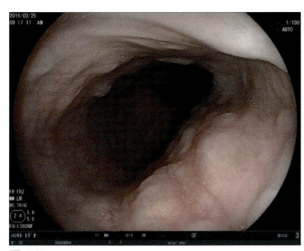
図 1A

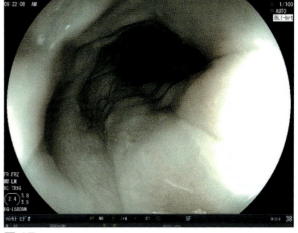
図 1B

CT 検査 1：胸部下部食道に全周性の壁肥厚を認める。右胸水（＋）リンパ節腫大（－）（図 2）。

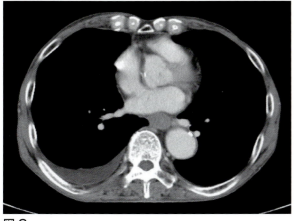
図 2

MRI 検査：壁肥厚部に層構造を認める。Diffusion Weight Image での intensity は高くない（図 3A, B）。

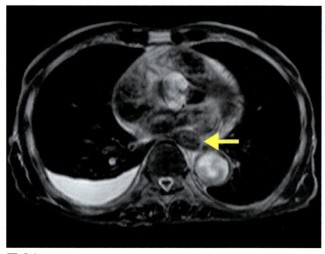

図 3A

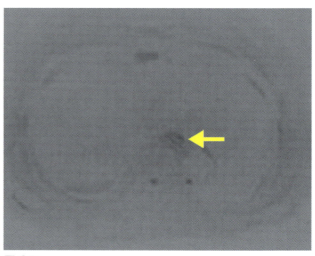

図 3B

上部消化管内視鏡検査 2：門歯列より 35cm から狭窄あり，内視鏡は通過しなかったが，見える範囲の粘膜には明らかな異常を指摘できなかった。狭窄部より，4 個ボーリングバイオプシーを行った（図 4A, B）。

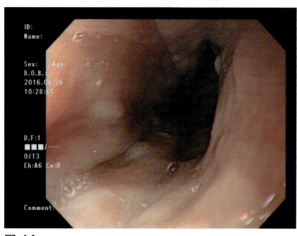

図 4A

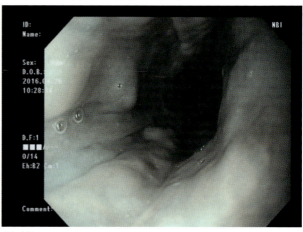

図 4B

生検結果：いずれも悪性所見は認めなかった。食道腺の破壊と周囲に粘液貯留を認め，mucocele の可能性を示唆された（図 5A, B）。

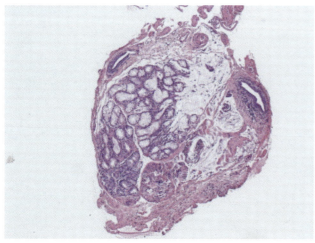

図 5A

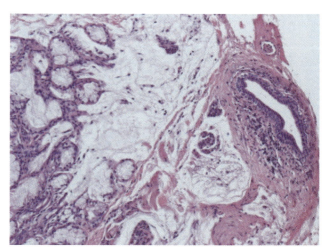

図 5B

診断は？	1. 胸部食道癌	2. 食道粘膜下腫瘍（良性）
	3. 食道粘膜下腫瘍（悪性）	4. 非腫瘍性病変

臨床経過2：10日後に通過障害が悪化したため，内視鏡，透視下にバルーンで拡張術を行った。狭窄部は容易に拡張され，通過障害は改善した。およそ1か月後に再度内視鏡と狭窄部からのボーリングバイオプシーを行ったが，やはり悪性所見は認めなかった。

治療法は？ 1. 食道切除再建　2. 経過観察　3. その他

臨床経過3：他院でのEUS-FNAを考慮し，某大学消化器内科に相談したが，重要臓器が近く，心臓の拍動もあるため，危険が高いとのコメントであった。PET-CTは地理的，経済的理由から拒否された。胸腔鏡下の生検も勧めたが，拒否された。201X年Y＋8月にCTで経過観察することとした。

CT検査2：食道壁肥厚は増大し，右胸水も増加していた（**図6**）。

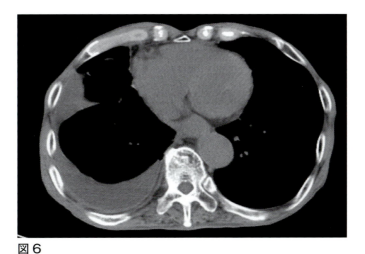

図6

臨床経過4：胸水の試験穿刺についても話したが，同意が得られなかった。通過障害の増悪なく，経過観察となった。Y＋13月初旬の外来受診時までは，体重減少もなく，食事も摂取可能とのことであったが，Y＋14月に通過障害と全身倦怠感のため紹介元を受診し，GFを施行された。口側で腫瘍が粘膜面に露出していた。内視鏡は通過し，狭窄部のほとんどは正常上皮で覆われていた（**図7A，B**）。生検にて未分化癌の診断で再度当科紹介となった。

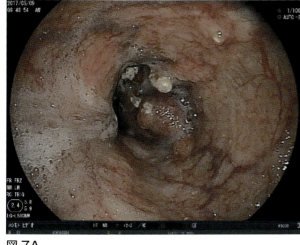

図7A

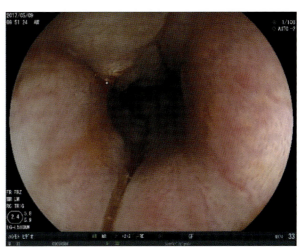

図7B

CEA 2.0ng/ml, SCC0.7ng/ml。

CTでは食道壁肥厚は程度，範囲ともに増悪しており，右胸水は増加し，胸壁に播種と思われる結節を認めた（図8）。Y字胃管によるバイパス術を行った。この時，下縦隔の胸膜播種の一部を試験切除した。病理結果は肉腫瘍変化をきたした低分化腺癌であった（図9）。腫瘍の増大により左主気管支が高度に狭窄し，右肺炎も併発して術後32日目に死亡した。剖検は家族の承諾が得られなかった。

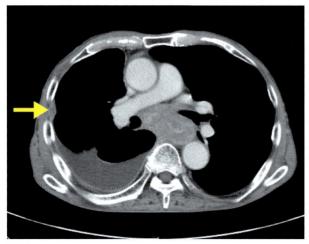

図8

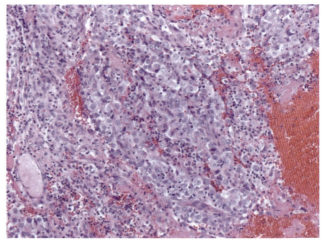

図9

▶考察

本例は食道の全周性肥厚を認め，組織学的に腺癌と診断された。粘膜面に異常を認めず，食道裂孔ヘルニアもバレット食道もなく，胃にも病変を認めてないことより，固有食道腺由来の4型進行癌の可能性が高いと考えた。幕内は，『強い狭窄があり，びらんも潰瘍も認められず，生検鉗子で押すと硬い場合は4型食道癌をまず疑う。生検を行ってもなかなかがんの診断は難しい。十分なボーリングバイオプシーや高周波切開を行っての生検が望ましい。PET-CTも参考になる。』と述べている[1]。NCD risk calculatorでは，初診時の術後30日死亡予測は10.2％であり，悪性の確定診断なしに切除再建することはできず，確定診断に至るにはEUS-FNABまたは粘膜切開生検を行うべきであった。

【参考文献】
1) 幕内博康：狭窄をきたす病変の鑑別診断ポイント．特集：食道病変これ1冊　消化器内視鏡 26：1720-1723, 2014
2) 島田英雄 他：4型食道癌．消化器内視鏡 26：1746-1747, 2014

（山本真一）

case 09 術前深達度診断が困難であったびまん浸潤型食道扁平上皮癌

症例 60歳, 男性
主訴：検診異常
現病歴：検診の上部消化管内視鏡検査で食道病変を指摘され, 食道癌の診断となり当院へ紹介された。
既往歴：虫垂炎手術
生活歴：喫煙：40本/日×10年（30年前に禁煙）, 飲酒：ビール1000ml/日×40年
血液生化学検査：異常なし
腫瘍マーカー：CEA 3.5ng/ml, CYFRA 1.6ng/ml, SCC 3.1ng/ml
心・肺機能検査：$FEV_{1.0}$ 2.56L, $FEV_{1.0\%}$ 72.9%, 心臓超音波検査異常なし
上部消化管内視鏡検査：DA 32cmの胸部中部食道に陥凹を伴う隆起性病変を認め, 同部はルゴール不染帯で0-Ⅱa＋Ⅱcの食道癌と考えられた（図1）。同部から生検し中〜高分化型の扁平上皮癌と診断された。
超音波内視鏡検査：3/5層への低エコー腫瘍の浸潤を認め深達度SM2-3程度の癌と考えられた（図2）。
上部消化管造影検査：胸部中部食道の前壁に1cm大の陥凹を伴う隆起性病変を認めた。食道の狭窄や変形はなく表在癌と考えられた（図3）。
造影CT検査：気管分岐部レベルの食道に軽度壁肥厚を認めた。有意なリンパ節腫大は認めなかった（図4A）。
PET-CT検査：CTの食道壁肥厚部位に一致してSUVmax 2.53の集積を認めた。リンパ節転移や遠隔転移は認めなかった（図4B）。

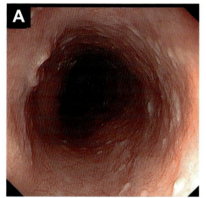

図1　上部消化管内視鏡検査
A：通常観察, B：ルゴール染色

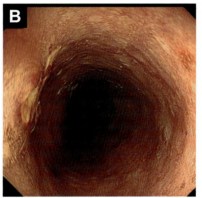

図2　超音波内視鏡

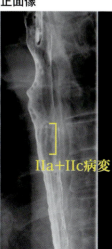

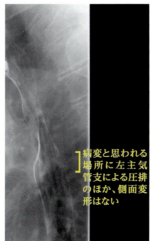

図3　食道造影検査

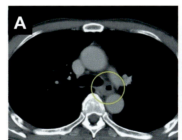

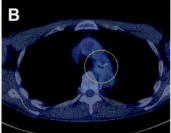

図4　造影CT（A）およびPET-CT（B）検査

以上の検査結果から, 食道扁平上皮癌, Mt, 1cm, 0-Ⅱa＋Ⅱc, cT1b（SM3）N0M0 cStage Ⅰと診断した。

治療法は？　1. 手術　　2. 術前化学療法＋手術　　3. 根治的化学放射線療法

> **POINT　症例のポイント①**
>
> 　本症例は深達度 SM2-3 と診断された cStage I の食道扁平上皮癌であり，その時点では手術単独もしくは根治的化学放射線療法が適応となる症例である．年齢が若く，耐術能に問題はなかったため手術の方針となった．cStage I であり術前化学療法の適応はなく，本症例で手術を先行させることに関しては，異論はあまりないのではないかと考える．

術中所見：胸腔鏡下食道切除術を施行したが，中下縦隔の食道周囲に線維化所見があり剥離に難渋する場面があった．術後標本でも術前に指摘された部分のみにルゴール不染帯を認め，また外膜面への腫瘍の露出も認めなかったため sT1b (SM3) N0M0 sStage I と判断した（**図 5**）．

病理組織所見：中分化型扁平上皮癌，pT3N2M0 Stage III, INFc > b, ly3 (D2-40), v0, 胃浸潤 (+) であり，リンパ節転移は 112 個中 0 個であったがリンパ管侵襲を含む節外の癌細胞浸潤（EX）を多数（n#105/107/108/109/110/112, n#1/2/3/9/20）認め，N2 と診断された．また外科剥離面陽性（RM1）であった（**図 6，7，8，9**）．

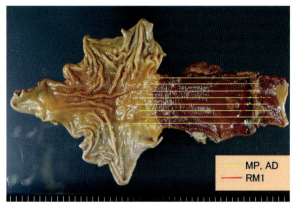

図 5　切除標本

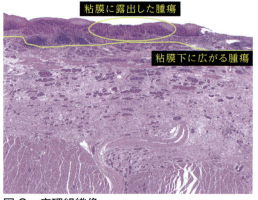

図 6　病理組織像

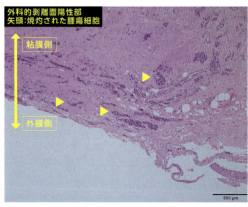

図 7　外科的剥離面陽性

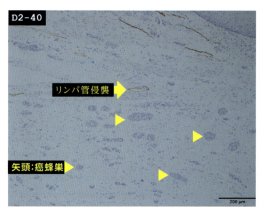

図 8　リンパ管侵襲部（D2-40 染色）

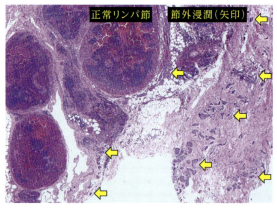

図 9　節外浸潤部

術後49日目より術後補助化学療法（CDDP/5-FU）を2コース施行したが，術後1年で縦隔リンパ節・腹膜播種再発をきたし化学療法を継続したが術後1年10か月で原病死となった。

考 察

　術前臨床診断と術後病理で深達度診断の結果が大きく異なる一例であった。病理組織像では小さな癌胞巣がリンパ管を介して滲み入るように浸潤しているもので間質の線維化は目立たず，Natsugoeら[1]が報告した分類で，非スキルスタイプに分類されるびまん浸潤型食道癌と考えられた（図6参照）。病理学的にはリンパ管内外の腫瘍細胞を外膜に認め，取り扱い規約に沿い深達度はpT3（AD）であった[2]。

　非スキルスタイプのびまん浸潤型食道癌においても嚥下困難を認める症例が多いと報告されている[1]が，本症例では認めなかった。内視鏡や食道透視の所見も粘膜下層以深の腫瘍の広がりについては診断困難であった。造影CTおよびPET/CTでは壁肥厚およびFDG集積を認めるものの，局所的でびまん浸潤型を積極的に支持するものではなかった（びまん浸潤型や印環細胞癌ではFDG集積が少ないと報告されている[3]）。本症例の組織型は通常の中分化型扁平上皮癌であり，術前生検においてもびまん浸潤型食道癌と診断することは困難であった。

　また本症例ではリンパ節そのものへの転移は認めなかったが多数の節外浸潤を認めた。食道癌取り扱い規約[2]ではリンパ節節外のtumor noduleはリンパ節転移と同様に扱うため，本症例はpN2と診断された。本症例は節外の脂肪組織内に多数の癌細胞を認め，切除標本の外科的剥離面断端陽性であった。

　びまん浸潤型食道癌はまれであるが，術前深達度診断が困難であり，予後不良である。本症例は，表在癌のような形態であっても，びまん性の浸潤形態を有する可能性があることを再認識させられた貴重な一例であった。

【参考文献】

1) Natsugoe S, et al：Diffusely infiltrative squamous cell carcinoma of the esophagus. Surg Today. 28：129-134, 1998
2) 日本食道学会. 食道癌取り扱い規約第11版. 2015. 金原出版株式会社
3) Usui A, et al：Diffusely infiltrative squamous cell carcinoma of the esophagus presenting diagnostic difficulty：report of a case. Surg Today. 43：794-799, 2013

（家守智大, 中島雄一郎, 佐伯浩司, 沖　英次, 森　正樹）

case 10 食道胃接合部癌による偽性アカラシア

症例 78歳，男性

主訴：食事のつかえ感

現病歴：201X年頃から食事のつかえがあった。近医での上部消化管内視鏡検査で食道胃接合部の狭窄を認めていたが，ファイバーが通過可能なため経過観察されていた。生検は前医において数回施行されていたが，悪性所見を認めなかった。201X＋4年Y月より症状が増悪し，ファイバー通過も困難となった。Y＋1月，Y＋2月，Y＋5月に内視鏡的拡張術を施行され，同時に生検が施行されたが悪性所見を認めなかった。内視鏡治療による改善が認められないため，加療目的に当科紹介となった。

既往歴：高血圧，糖尿病

家族歴：特記事項なし

生活歴：喫煙：20本/日×30年，飲酒：焼酎1.5合/日×30年

血液生化学検査：異常所見なし

腫瘍マーカー：CEA 2.2ng/ml, SCC 0.7ng/ml, CA19-9 20.6U/ml，いずれも正常範囲内

心・肺機能検査：完全右脚ブロック，EF 62%，肺機能は異常なし

上部消化管内視鏡検査：食道胃接合部に狭窄を認めたが，細径ファイバー（5.8mm）は容易に通過した（図1A）。食道胃接合部の粘膜に顆粒状変化を認めた（図1B）。悪性腫瘍の鑑別のために食道胃接合部から5ヶ所生検した。

生検結果：炎症所見を認めるのみで，悪性所見なし。

上部消化管造影検査：口側食道の拡張を認め，食道胃接合部の平滑な狭小化（bird beak sign）を認めた（図2）。St～Sg型，拡張度IIのアカラシアの所見であった。

CT検査：食道胃接合部より口側の食道が拡張しており，食道胃接合部には壁肥厚を疑う所見を認めた。接合部周囲に軽度のリンパ節腫大を認めた（図3）。

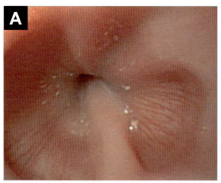 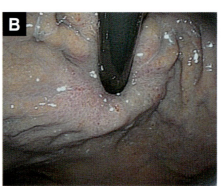 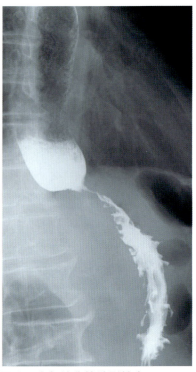

図1 上部消化管内視鏡検査

図2 上部消化管造影検査

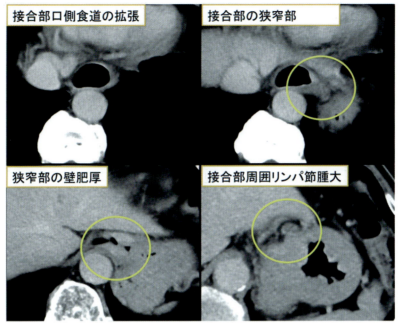

図3　造影CT検査

以上の検査結果から，食道アカラシアによる良性狭窄と診断した。

治療法は？　1. 手術　2. 内服治療　3. 内視鏡的拡張術

> **POINT 症例のポイント①**
>
> 　本症例は複数回の内視鏡的拡張術が行われており，再度の内視鏡的拡張術は効果が乏しいと考えらえた。また炎症性変化が強く，過度の拡張術は食道穿孔のリスクをともなう。したがって手術が適切と考えた。
> 　アカラシアの日常診療では，常に癌による偽性アカラシアを念頭に置いているが，本症例では前医の数年間の経過中に複数回生検が施行されており，悪性所見は認められなかった。当院の5ヶ所の再生検でも悪性所見を認めず，アカラシアと診断し，腹腔鏡下Heller-Dor手術を行う方針とした。

術中所見：腹腔鏡下に腹部食道周囲を剥離して牽引すると，食道胃接合部に硬結を認めた。同部位の層構造は不明瞭であり，食道アカラシアとしては非典型的と判断し開腹手術へ移行した。下部食道切除ならびに噴門側胃切除術を施行し，標本を摘出した。術中迅速病理診断で腺癌の所見がみられたため，通常の噴門側胃切除のラインで胃を追加切除した。食道断端も陽性であったため，食道をさらに3.5cm切除し，断端陰性を確認した。D1＋リンパ節郭清，Double-tract再建を行った。手術診断はsT3N0M0 sStage IIであった。

病理組織所見：中分化型腺癌，Ae（E＝G），pT3，pN2，cM0 Stage III，INFc，ly0，v0であった。#1に1個，#2に2個，#7に1個，#9に1個リンパ節転移を認めた。Siewert分類はtype IIであった。粘膜面に癌が露出していた部分はほんのわずかであり，生検での悪性細胞の検出は非常に困難と考えられた（図4, 5）。

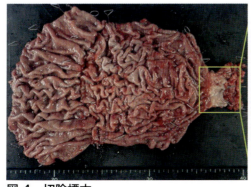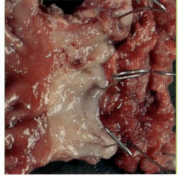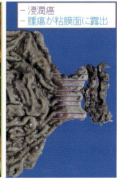

図4　切除標本

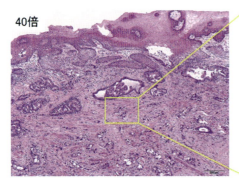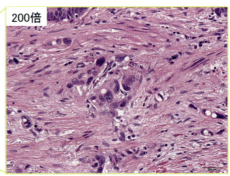

図5　病理所見（HE 染色）

術後経過：術後肺炎を合併したものの，経過は比較的良好であり，術後 27 日目に転院した．術後は近医で S-1 内服による補助化学療法が施行された．

▶ 考　察

　偽性アカラシアは他疾患に続発して食道アカラシア類似の臨床症状を呈する疾患で，一次性アカラシアとは病態が異なる．偽性アカラシアは腫瘍や炎症などに起因するが，その中でも悪性腫瘍の鑑別は重要である．

　本症例は，術前の粘膜面からの生検で悪性所見を認めなかったことから，術前に確定診断に至らなかった．術中病理診断にて中分化腺癌が認められ，食道胃接合部癌による偽性アカラシアと診断し，下部食道切除，噴門側胃切除術を行った．偽性アカラシアの三徴として，①高齢（55 歳以上），②短い有症状期間（1 年以内），③著明な体重減少が挙げられる（Tucker's criteria）[1,2]．本症例ではこのうち 1 項目しか該当しておらず，非典型的な経過であったと考えられる．

　食道アカラシア様症状を認める場合に，常に悪性腫瘍による偽性アカラシアを念頭に置いて精査を進めることが重要である．本症例も後ろ向きに上部消化管内視鏡，上部消化管造影検査をその目で見直すと，典型的なアカラシアとは異なる所見を呈している．このような症例では，生検による確定診断が得られなかった場合でも，悪性腫瘍を念頭に入れて手術に臨み，手術所見で癌を疑う場合には迅速診断等のできうる対処を行うことが重要と考えられた．

【参考文献】
1) Tucker HJ, et al：Achalasia secondary to carcinoma：manometric and clinical features. Ann Intern Med. 89：315-318, 1978
2) 只野惣介 他：二次性アカラシアにより確定診断が遅延した食道癌の 1 例. 日臨外会誌　69：2836-2841, 2008

（八木泰佑, 馬場祥史, 馬場秀夫）

case 11 術中損傷して判明した気管支憩室（副心臓枝）

症例 61歳, 男性

主訴：食欲不振, 体重減少

現病歴：201X年Y月頃より嚥下時のつかえ感が出現した。次第に食事が入らなくなり, 2か月で10kg体重が減少したため近医を受診した。精査加療目的にて当科紹介となった。GFにて胸部中部食道に全周性の3型進行癌を認めた。

既往歴：特記なし

家族歴：特記なし

生活歴：喫煙：あり（詳細不明）, 飲酒：なし

血液生化学検査：WBC 10680/μl, Alb 3.1, CRP 4.60, 他, 異常なし

腫瘍マーカー：CEA 2.6ng/ml, SCC 1.1ng/ml

心機能検査：心電図　異常なし　心エコー　壁運動異常なし　EF 60.2%

呼吸機能検査：FVC 3.41L, %VC 100.9%, $FEV_{1.0\%}$, 68.04%

上部消化管内視鏡検査：門歯列より26cmから全周性の3型腫瘍あり, 内視鏡は通過せず（図1）。

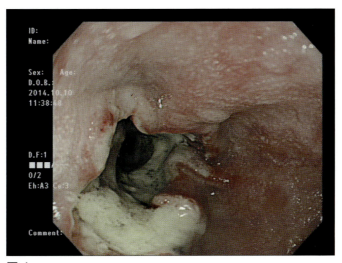

図1

CT検査：胸部中部食道に壁肥厚あり, 近傍に腫大したリンパ節の集簇（＋）遠隔転移（－）（図2）。

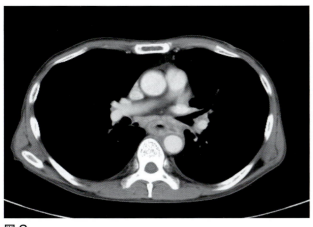
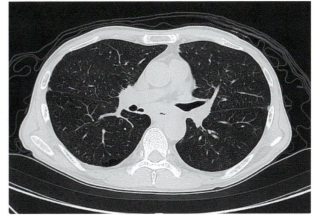

図2

臨床経過：術前化学療法として DCF2 クール施行するも効果なく，201X 年 Y ＋ 4 月腹臥位両肺換気人工気胸下で手術を行った。右 109 リンパ節郭清中に麻酔器のアラームが鳴り，麻酔医に確認すると呼気中の CO_2 濃度が上昇していた。

呼気中 CO_2 濃度上昇の原因は？

1. 麻酔トラブルによる換気障害　　2. 術中気道損傷　　3. 肺塞栓症　　4. その他

右気管支下縁に剥離困難な部位があったが癌の影響と考え，その中枢側と末梢側で気管支下縁を同定したうえで，その間を超音波凝固切開装置で切離した（図3A，B）。アラームが鳴ったのはその直後であり，同部で気道を損傷し，人工気胸の CO_2 が気管支に流入したものと考えた。切離部を把持したところ呼気中の CO_2 が減少したため，同部を吸収糸で4針結節縫合閉鎖し，事無きを得た（図4A，B）。

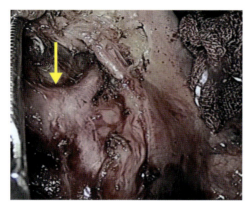

図 3A　右気管支下縁から連続する憩室

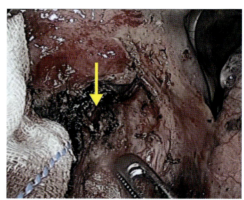

図 3B　気付かずに切離し焦げた断端

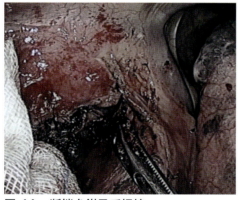

図 4A　断端を鉗子で把持

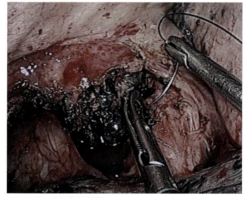

図 4B　縫合閉鎖

Retrospective に CT を見直すと，右中間気管支幹から縦隔へ向かう気管支憩室（副心臓枝）を認めた（図5A，B）。

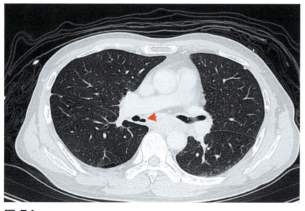

図 5A

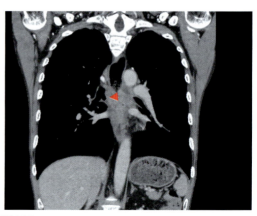

図 5B

考 察

気管支憩室について：東京都がん検診センターの報告[1]では，気管支鏡4127例中11例（0.27%）に認められた。部位は右中間幹内側壁5例、右底幹5例、右中葉枝1例。有症状は6例で血痰4例、咳嗽・喀痰2例、5例は無症状。

先天性（胎生初期の消化器、呼吸器系器官の分離不整）と後天性（内圧性、牽引性）があるが、ほとんどが先天性で副心臓枝などの形成不全気管支が盲端となったものとされている。

本例では，気管支憩室（副心臓枝）を認識していなかったために，術前診断ができず，損傷した。両肺換気人工気胸下であったため，呼気中のCO_2濃度が上昇し，気道損傷に気付くことができた。術前に肺静脈など血管系のanomalyの有無を確認するのと同様に気管，気管支のanomalyも確認すべきであることを痛感させられた。また，損傷した部位を見直すと明らかに気管支と連続性を有していた。副心臓枝の知識があり，基本的な手技に忠実であれば，仮に術前診断できていなくても損傷は回避できたものと思われる。

【参考文献】
1) 高橋英介 他：気管・気管支憩室の分布に関する気管支鏡的検討. 日気食会報 44：195-199, 1993

（山本真一）

case 12 甲状腺腫瘍を伴なった食道癌

症例 54歳, 男性

主訴：頸部違和感

現病歴：201X年Y月 上記主訴で近医を受診した。食道腫瘍および甲状腺腫瘍を指摘され, 当科を紹介となった。

来院時身体所見：身長164.3cm, 体重54.9kg, 血圧101/50mmHg, 脈拍72/min。

既往歴：52歳時 舌白板症で手術施行

家族歴：特記なし

生活歴：喫煙：20本/日×30年間, 飲酒：焼酎2合/日×30年間

血液生化学検査：特記なし

腫瘍マーカー：CEA 0.9ng/dl（＜5.68）, SCC 0.8ng/ml（≦1.5）, サイログロブリン119（≦32）

上部消化管造影検査：食道LtAe領域に長径50mmの陰影欠損像を認めた（図1）。

上部消化管内視鏡検査：上切歯列より40cm左壁に3型の腫瘍を認め, 生検で扁平上皮癌と診断された（図2）。

CT検査：胸腹部CTで下部食道から噴門部にかけて壁肥厚を認め, 胃周囲, 傍大動脈リンパ節腫大を認めた（図3）。頸部CTで甲状腺両葉にまたがり, 不均一に造影される長径50mmの腫瘍および多発頸部リンパ節腫大を認め（図4）, 針生検で明らかな核内封入体は認められなかったが, 甲状腺乳頭癌と診断された（図5）。

PET検査：甲状腺, 食道および頸部～腹部リンパ節にFDGの異常集積を認めた（図6）。

以上の検査所見から, 食道扁平上皮癌cT4（No.2-胃）N4（No.16a2）M0 cStage IVa, 甲状腺乳頭癌T3（EX1）N1bM0 cStage IVaの同時性重複癌と診断した。

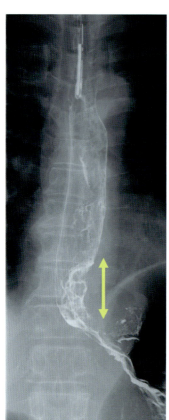

図1 上部消化管造影検査

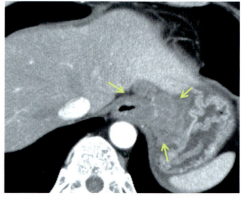

図2 上部消化管内視鏡検査　図3 腹部CT

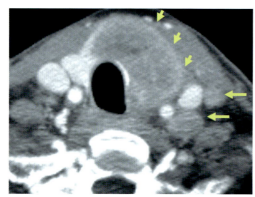

図4 頸部CT

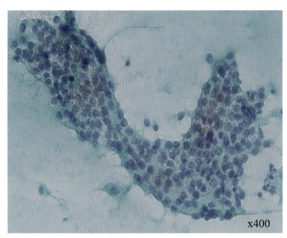

図5 甲状腺針生検組織所見

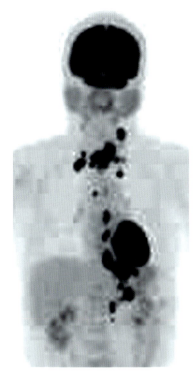

図6 PET

治療法は？　1. 手術→補助療法　2. 化学療法→手術　3. 化学放射線療法→手術

POINT 症例のポイント①

本症例は，予後を左右する食道癌に対する治療を優先することとしたが，初回治療としての手術適応は低いと考え，食道癌に対する術前化学放射線療法（CRT）後に食道癌および甲状腺癌の切除を行う方針とした（図7）。

その後の経過：食道癌に対するCRTは著効し，内視鏡では粘膜の瘢痕化と再生上皮を認め，明らかな腫瘍性病変は認めず生検陰性であった。PET検査では，食道原発巣および胸腹部リンパ節転移は消失したが，頸部リンパ節の新規病変を認めた（図8）。CTでは甲状腺腫瘍の増大および気管浸潤を認めた（図9）。

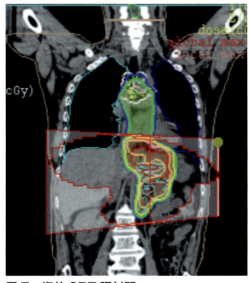

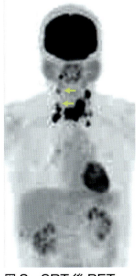

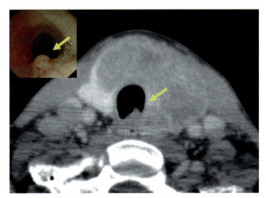

図7 術前CRT照射野　　図8 CRT後PET　　図9 頸部CT（左上：気管支鏡所見）

次の治療法は？　1. 根治CRT（食道）＋手術（甲状腺）　2. 手術（食道, 甲状腺）

予後規定病変と考えられる食道癌に対する術前CRTが奏功したため、甲状腺全摘, 喉頭気管合併切除＋D3郭清, 永久気管孔作成, 右開胸開腹下部食道切除, 2領域郭清, 胃管再建を予定した。

手術所見：甲状腺腫瘍および右下内深頸リンパ節が, 術中迅速診断でいずれも扁平上皮癌と診断され, 食道癌からの転移が強く疑われた（**図10**）。手術は, 窒息・出血の危険性を回避する目的の甲状腺全摘＋喉頭摘出のみにとどめ, 頸部リンパ節は化学放射線療法の効果が期待できるため, 術後CRTの方針へ変更した。（**図11**）。最終治療方針は, 甲状腺全摘喉頭気管合併切除, 永久気管孔作成, 術後頸部根治CRT（FP＋60Gy）とした。

その後の経過：頸部リンパ節へのCRTは奏功したが, 術後1年で肺転移が出現した。化学療法（DCF）を施行し部分奏効したが, その後増悪し, 術後1年6ヶ月生存した。

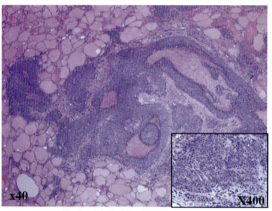
図10　甲状腺腫瘍組織所見×40（右下×400）

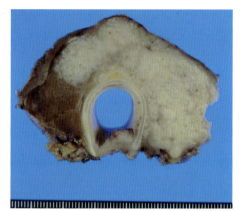
図11　摘出標本割面

考察

食道癌と甲状腺癌の同時性重複癌の術前診断で手術を施行したが, 最終的に食道癌の甲状腺転移であった。本症例は甲状腺原発扁平上皮癌と考えることも可能であったが, その頻度は極めて低く, 進行食道扁平上皮癌が存在していることから甲状腺原発でなく転移性腫瘍と診断した。食道癌の甲状腺転移は極めてまれであり, 検索しえた7例の報告中2例のみが吸引針生検で術前診断されており, その治療前診断は困難である。細胞診では良悪性の診断は可能でも, 組織型まで診断することは困難であることから, 食道癌との同時性甲状腺腫瘍の診断は, core needle biopsy以上での組織生検診断が望ましいと考えられた。

※本症例は以下の論文として掲載されている。転載許可を得た後, 本症例集に掲載した。
Desaki R, et al.：A case of synchronous thyroid metastasis from esophageal squamous cell carcinoma. Esophagus. 12：95-99, 2015

（奥村　浩, 出先亮介, 内門泰斗, 夏越祥次）

case 13 孤立性肝腫瘤を伴った食道神経内分泌細胞癌

症例 64歳，男性

主訴：嚥下痛

現病歴：201X年Y月，嚥下痛を自覚し，近医にて上部消化管内視鏡検査を施行。胸部中下部食道に3型腫瘤を指摘された。食道癌の疑いで当院に紹介された。当院で施行した上部消化管内視鏡の生検において扁平上皮癌と診断された。

既往歴：44歳　B型肝炎，50歳　肺結核，55歳　2型糖尿病

生活歴：喫煙：20-30本/日×43年，飲酒：焼酎3合/日×44年

現症：身長170cm, 体重50Kg, BMI 17.3

血液検査所見：血算にてWBC 10600/mlと高値。他異常なし。生化学検査で特記すべき異常なし
腫瘍マーカーはPIVKAII 193mAU/ml（≦40）と高値。CEA 4.7ng/ml（≦5.0），SCC 0.7ng/ml（≦1.5），NSE 12.8ng/ml（≦18.3），pro-GRP 25.8pg/ml（≦81）と基準値以下であった。感染症検査はHBs抗原（−），HBc抗体（＋），HBV DNA（−），HCV抗体（−）であった。

上部消化管造影：胸部中下部食道に潰瘍周囲に粗大結節を伴う長径13cm, 3型の全周性腫瘍を認める（図1）。

上部消化管内視鏡検査：門歯列より33～41cmにかけて結節上の隆起と中心部に不整な潰瘍を認め，3型の食道癌と診断した（図2）。

食道腫瘍病理検査（当院1回目生検）：核濃染する比較的小さな腫瘍細胞が蜂巣状，索状に配列する。CK903（＋），synaptophysin（−）であった（図3）。

CT検査：胸部中部から下部食道にかけて食道の壁肥厚を認める（T3）。上縦隔（No. 106recL）と胃小弯（No. 3）にリンパ節腫大がある（N1）（図4）。肝右葉S5/6に早期相で造影され，遅延相でwash-outされる径5cm大の腫瘤を認める（図5）。

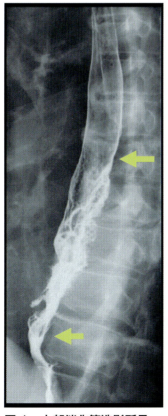

図1　上部消化管造影所見
LtMt 13cm 3型。粗大結節と潰瘍が混在する全周性の腫瘍

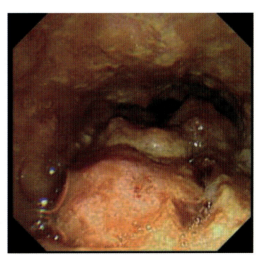

図2　上部消化管内視鏡検査所見
門歯列より33～41cmに結節状の隆起と不整な潰瘍を認め，3型食道癌と診断した

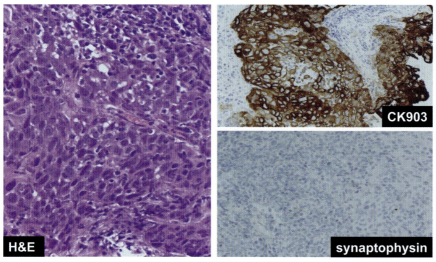

図3　食道腫瘍病理所見（1回目生検）
核の濃染する比較的小さな腫瘍細胞が蜂巣状、索状に配列する。CK903（＋），synaptophysin（－）であった

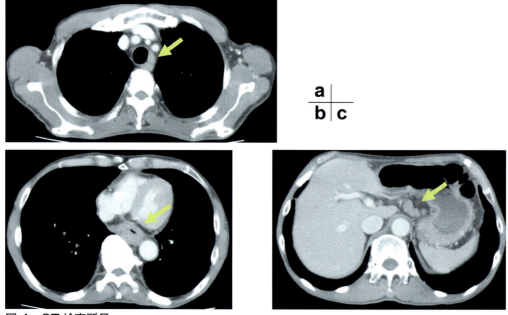

図4　CT検査所見
胸部中部から下部食道にかけて壁肥厚があり，頸部・上縦隔・胃小弯のリンパ節腫大を認める

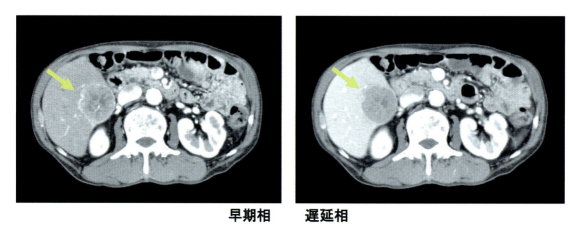

早期相　　遅延相

図5　CT検査所見
肝S5/6に早期相で造影され，遅延相でwash outされる径5cm大の腫瘍を認める

診断は？治療方針は？

> **POINT 症例のポイント①**
>
> 胸部食道癌 MtLt 13cm 3型, cT3N1M0/1（肝） cStage III/IVb。肝腫瘍は，CT 画像所見，PIVKA II 高値，B 型肝炎の既往より原発性肝癌も考えられた。食道癌肝転移か原発性肝癌かでは治療方針が大きく異なるため，肝生検を施行した。
>
> **肝腫瘍病理検査（生検）**：Carcinoma, CK19（＋）, CK903（－）, Cocktail-SC（－）, AFP（－）。
>
> 食道生検組織と肝生検組織の免疫染色パターンを示す（**表1**）。両者の染色性は大きく異なり、肝腫瘍は食道癌の転移より肝細胞癌の可能性が高いと考えられた。
>
> 表1 食道生検（1回目）と肝生検の免疫染色所見
>
> | | CK19 | CK903 | Cocktail-SC | AFP |
> |---|---|---|---|---|
> | 食道生検 | ＋ | ＋ | ＋ | － |
> | 肝生検 | ＋ | － | － | － |
>
> CK19;上皮系、CK903;上皮系、Cocktail-SC;扁平上皮、AFP;肝癌
>
> まず、肝切除を行い、その組織を検討した上で食道癌の治療を行う方針とした。

Y＋3月　肝部分切除術施行

切除肝腫瘍の病理所見：肝腫瘍の大きさは 5.0 × 4.5cm。腫瘍は白色充実性で，腫瘍細胞が蜂巣状，シート状，索状に配列している。免疫染色で Chromogranin A（＋）, Synaptophysin（＋）, CD56（＋）であり，神経内分泌細胞癌と診断した（図6）。

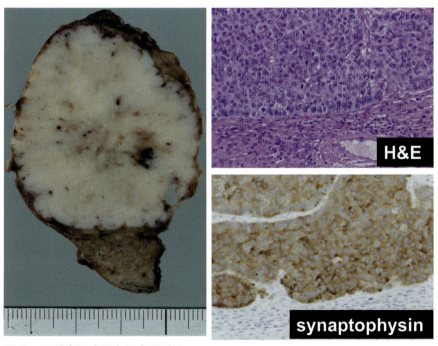

図6　肝腫瘍切除標本の病理所見
切除された肝腫瘍では，腫瘍細胞が蜂巣状，シート状，索状に配列している。Synaptophysin（＋）であった

治療方針は？

> **POINT 症例のポイント②**
>
> 肝原発の神経内分泌腫瘍は極めて稀であり，食道癌肝転移の可能性が高いと考え，Y＋4月に再度食道腫瘍の生検を行った．

食道腫瘍病理所見（当院2回目生検）：核濃染する比較的小さな腫瘍細胞が蜂巣状，索状に配列する．CK903（＋），synaptophysin（＋）．初回生検組織と合わせ，食道扁平上皮癌に加え神経内分泌細胞癌の成分も混在していた．MIB-1 index＝81％で，食道神経内分泌細胞癌・扁平上皮癌の複合型と診断した（図7）．

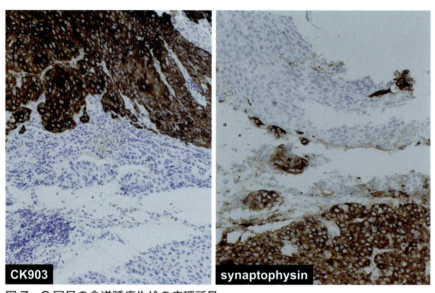

図7 2回目の食道腫瘍生検の病理所見
核の濃染する比較的小さな腫瘍細胞が蜂巣状，索状に配列している．CK903（＋），synaptophysin（＋）であった

食道腫瘍生検と肝切除標本の病理所見を比較する（表2）．2回目の食道腫瘍生検の病理所見と肝切除標本の病理所見から，本症例は肝転移を伴う食道神経内分泌細胞癌（扁平上皮癌も含む）と診断された．進行度はcT3N3M1cStage IVb．Y＋4月に化学療法（VP-16＋CDDP）を1コース施行した．効果はなくPDで，患者はそれ以上の化学療法を希望しなかった．Y＋8月に転院先で死亡した．

表2 食道生検（1回目，2回目）と肝切除標本の免疫染色所見

	chromograninA	synapthphysin	CD56
食道生検（1回目）	－	－	－
食道生検（2回目）	＋	＋	＋
肝切除標本	＋	＋	＋

考察

①神経内分泌癌（NEC）の分類

　消化管（胃・大腸）NECには2種類の発生経路があると言われている。第1は消化管上皮の幹細胞由来で内分泌細胞への分化能を獲得した細胞から発生する内分泌細胞腫瘍で低悪性度の癌である。第2は腺癌あるいは扁平上皮癌細胞が内分泌細胞へ分化した腫瘍細胞から発生する内分泌細胞癌で高悪性度である。本邦では一般に，この2者は別々の腫瘍と考えられている[1]。胃癌・大腸癌取扱い規約では，第1の腫瘍をカルチノイド腫瘍，第2の腫瘍を内分泌細胞癌に分類し，別の腫瘍として取扱っている[2,3]。ただし，食道癌取扱い規約では，食道の神経内分泌腫瘍は極めて稀であるとして，カルチノイド腫瘍の項目はない[4]。一方，WHO分類では腫瘍細胞の形態と増殖能（核分裂数・Ki67指数）を組み合わせた分類を用いる。第1の腫瘍をNET（neuroendocrine tumor），第2の腫瘍をNEC（neuroendocrine carcinoma）に大別し，腫瘍細胞の増殖能からNET G1（carcinoid），NET G2，NECと一連の病態として取扱っている[1,5]。消化管内分泌細胞腫瘍のWHO分類とその臨床病理学的特徴を**表3**に示す[5]。

　また，胃癌・大腸癌取扱い規約では，内分泌細胞癌を小細胞癌（small cell carcinoma）と大細胞型内分泌細胞癌（large cell endocrine carcinoma）に分類する。食道癌取扱い規約でも，小細胞型（small cell type）と非小細胞型（large cell type）に分けている。一方，WHO分類では，純粋型と複合型癌 mixed adenoneuroendocrine carcinoma（MANEC）という組織型を設けている。消化管内分泌細胞腫瘍に関する日本の分類とWHO分類の関係を**表4**に示す[1]。

②NECの診断

　本邦における食道の内分泌細胞癌の頻度は，食道癌6983例中26例0.4%である[6]。佐野らは医学中央雑誌から食道内分泌細胞癌53例を集計している[7]。平均年齢63歳，男女比は2.5：1で男性に多い。占居部位は中部が多く，長径の平均は5cm，肉眼所見は潰瘍限局型（2型）が多いが，隆起型では粘膜下腫瘍様の形態を呈することが多い。NSE，CD56（N-CAM），シナプトフィジン，クロモグラニンAなどの免疫染色で確定診断がなされるが，各染色法の陽性率は61～98%と報告されている。生検標本の免疫染色で確定診断が可能であったのは24%と低率であり，扁平上皮癌と診断されることも多い。千野らは，内分泌細胞癌で内視鏡生検で診断に至らないことが多い理由として，①非腫瘍性食道上皮で覆われていることが多い。②腫瘍の潰瘍底が壊死組織で覆われていることがある。③併存する扁平上皮癌成分が採取されることがある。等を挙げている[8]。

③NECの治療

　治療方法は，肺の内分泌細胞癌に準じた化学療法（CDDP/VP-16，CDDP/CPT-11など）が用いられるが，確立されたものはない。生検により確定診断がなされた場合，化学療法を中心にして手術の選択は慎重にするべきとされている[7]。杉浦らは治療法と転帰が明らかな報告183例を集計し，5年生存率は9%，50%生存期間は6か月と報告している[9]。さらに，M0とM1ではM0の予後が良好であるが，N0とN1即ちリンパ節転移の有無では予後に差がなかった。治療法では，手術，放射線，化学療法の単独群より集学的治療群の予後が良好であったと述べている。Egashiraらは自験例14例の集計で，リンパ節転移も臓器転移もない limited disease（LD）の50%生存期間は17か月，リンパ節転移あるいは臓器転移を有する extensive disease（ED）のそれは8.5か月であったと報告している[10]。

④本例の考察

　当初，食道の扁平上皮癌と肝細胞癌の同時性重複癌と診断したが，肝切除標本および食道腫瘍から再度行った生検標本の病理学的所見より，肝転移を有する食道の神経内分泌細胞癌と診断された。他院の食道生検で扁平上皮癌と診断されていたこと，当院の第1回目の食道生検では小細胞癌を思わせる組織像であったにもかかわらず，シナプトフィジンが陰性であり，神経内分泌細胞癌を強く疑わなかったことが診断を遅らせた原因と考えている。

表3 腫瘍細胞の増殖能による神経内分泌細胞腫瘍の分類

WHO分類 2010	Grading			臨床病理学的特徴
	Grade	核分裂像 (/10視野)	Ki-67指数 (%)	
NET G1	G1	<2	≦2%	高分化型、正常な消化管内分泌細胞に類似 ホルモン産生 低増殖能、低悪性度、予後良好
NET G2	G2	2〜20	3〜20%	
NEC	G3	>20	>20%	低分化型 正常細胞の機能を持たない 小細胞癌・大細胞癌に分けられる 高増殖能、高悪性度 予後不良

NET: neuroendocrine tumor, NEC: neuroendocrine carcinoma

文献3) より改変引用

表4 消化管神経内分泌細胞腫瘍に関する日本の分類とWHO分類の比較

組織像	構成成分	内分泌細胞腫瘍の割合	腺癌の割合	日本の分類	WHO分類
低異型度	純粋型	＋	－	カルチノイド腫瘍	NET G1 (carcinoid)
					NET G2
高異型度	純粋型	＋	－	内分泌細胞癌	NEC
	複合型	70%以上	30%未満	腺内分泌細胞癌	NEC
		30%以上	30%以上		MANEC
		30%未満	70%以上		adenocarcinoma

NET: neuroendocrine tumor, NEC: neuroendocrine carcinoma, MANEC: mixed adenoneuroendocrine carcinoma

文献1) より改変引用

【文 献】
1) 岩淵三哉：消化管内分泌細胞腫瘍の取扱い規約とWHO分類. 胃と腸 52：387-389, 2017
2) 日本胃癌学会編：胃癌取扱い規約, 第15版. 金原出版, 東京, 2017
3) 大腸癌研究会編：大腸癌取扱い規約, 第9版. 金原出版, 東京, 2018
4) 日本食道学会編：臨床・病理 食道癌取扱い規約, 第11版 金原出版, 東京, 2015
5) Bosman FT, et al (eds)：WHO Classification of Tumours of the Digestive System, 4th ed, IARC Press, Lyon, p10-417, 2010
6) Tachimori Y, et al：Comprehensive Registry of Esophageal Cancer in Japan, 2011. Esophagus. 15：127-152, 2018
7) 佐野淳 他：食道内分泌細胞癌の1切除例. 日消外会誌 41：1898-1903, 2008
8) 千野修 他：食道内分泌細胞癌の内視鏡診断. 胃と腸 52：402-411, 2017
9) 杉浦功一 他：食道症細胞癌の1切除例と文献的報告例の検討. 日消外会誌 37：123-129, 2004
10) Egashira A, et al：Neuroendocrine carcinoma of the esophagus：Clinicopathological and immunohistochemical features of 14 cases. PLOS ONE　https://doi.org/10.1371/journal.pone.0173501 Mar 13, 2017

（藤家雅志, 江頭明典, 田口健一, 藤也寸志, 藤田博正）

case 14 術中に気管膜様部損傷をきたした胸部上部食道癌

症例 70歳, 女性

主訴：嚥下時違和感

現病歴：201X年Y月, 中咽頭癌治療後の外来経過観察中に嚥下時違和感を認めたため当院消化器内科に紹介された。上部消化管内視鏡検査で上部食道（門歯列より19-25cm）に全周性の食道表在癌を認め, APCを数回施行したが, 徐々に増悪してきたため, 外科紹介となった。

既往歴：中咽頭癌に対し化学放射線療法（65歳）, 右腎盂癌に対し右腎臓摘出術（65歳）, 膀胱癌に対し経尿道的膀胱腫瘍切除術（66歳）, 甲状腺機能低下症およびうつ病で内服加療中。

中咽頭癌の治療内容：中咽頭癌 cT3N2M0 cStage IV に対し化学放射線療法施行。化学療法は TPF 療法（TXT 60mg/m^2 day1, CDDP 60mg/m^2 day1, 5FU 700mg/m^2 day1〜4）の後, low dose FP 療法（CDDP 5mg/m^2 day1〜14, 5FU 350mg/m^2 day1〜14）を施行。照射範囲は中咽頭から胸部上部食道で, 総線量は71Gy（図1A, B, C）。効果判定は完全奏効で, その後再発なく経過している。

生活歴：喫煙：8本/日×30年間（中咽頭癌治療後より禁煙）, 飲酒：機会飲酒

血液生化学検査：肝機能障害あり（ICG15分値12%）。軽度腎機能障害あり（eGFR 48.1ml/min/m^2）

腫瘍マーカー：SCC＜1.0ng/ml, CEA 0.7ng/ml といずれも正常範囲内

心機能：異常なし

肺機能：中等度閉塞性換気障害を認める（FEV$_{1.0}$ 1.66L, FEV$_{1.0\%}$ 72.2%）

上部消化管内視鏡検査：門歯列より21〜23cm前壁に1/4周性の0-I病変（APC後の遺残病変）を認める。生検で squamous cell carcinoma が検出された（図2）。

上部消化管造影検査：胸部食道 Ut 領域に長径2cm大の隆起性病変を認める。病変の口側および肛門側にクリップを認める（図3）。

CT検査：主病巣は指摘できず, 明らかなリンパ節腫大や遠隔臓器への転移は認めない。

PET検査：胸部食道の主病巣に SUV max = 3.1 の異常集積を認める（図4）。

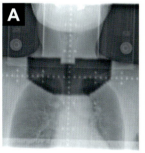 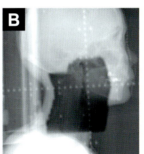 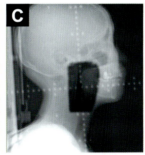

図1 中咽頭癌の放射線照射範囲
A, B の範囲で45Gy, C の範囲で26Gy照射

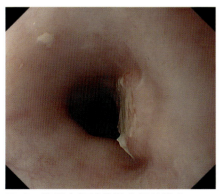 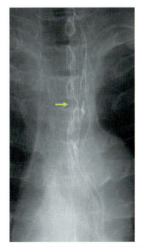 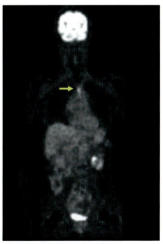

図2 術前上部消化管内視鏡検査

図3 術前上部消化管造影検査
病変部（矢印）

図4 術前PET検査
病変部（矢印）

以上の検査結果から，食道癌，Ut, 2cm, 0-I, APC-cT1bN0M0 Stage I と診断した。

治療法は？
1. 内視鏡的切除（ESD, EMR）
2. Photodynamic therapy（PDT）
3. 化学放射線療法
4. 化学療法単独
5. 手術（食道亜全摘 + リンパ節郭清）

POINT 症例のポイント①

本症例の食道癌治療で最も問題となるのは中咽頭癌に対する放射線療法の影響である。今回の食道病変は中咽頭癌に対する放射線療法の照射範囲に含まれるため，根治線量の照射はできない。化学療法単独では根治性に乏しい。PDTも選択肢の一つではあるが，放射線療法後であり，比較的深達度が深いため穿孔が強く危惧される。内視鏡的切除は根治治療とはなり得ない。

根治治療としては手術のみが残されており，筆者らは手術（食道亜全摘 + リンパ節郭清）を施行した。放射線療法の既往に加え，肺・肝・腎機能障害とハイリスクであることから，再建経路は胸壁前とし，頸部郭清は行わなかった。

術中所見：分離片肺換気用ダブルルーメンチューブにて気道確保後，患者を左側臥位とし，右第4肋間開胸で手術を施行した。腫瘍の外膜浸潤はなく，放射線照射範囲にも癒着はなかった。型通りの食道剝離，仮切断，リンパ節郭清を行い，肺や気管，気管支からのエアリークがないことを確認し，胸腔ドレーンを挿入後，閉胸し胸部操作を終了した。仰臥位とし，気管チューブをダブルルーメンチューブからシングルチューブに入れ替えた後より，胸腔ドレーンからのエアリークが出現し，右乳房周囲に著明な皮下気腫を認めた。再開胸が必要と判断し，再度ダブルルーメンチューブに入れ替え，左側臥位に戻し再開胸したところ，気管膜様部から気管チューブのカフが露出していた。気管膜様部は気管分岐部から頭側に3cmから8cmまで損傷していた（図5A, B）。

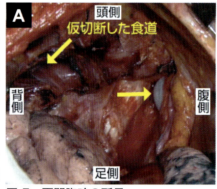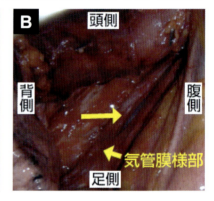

図5　再開胸時の所見
A：気管膜様部から気管チューブのカフが露出（矢印），B：気管膜様部の損傷部分（矢印）

修復法は？
1. 直接縫合閉鎖　2. 他臓器による補填　3. 直接縫合閉鎖 + 他臓器による被覆

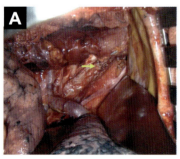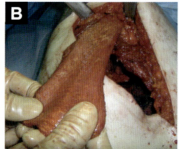

本症例では直接縫合閉鎖 + 有茎広背筋弁による被覆を施行した。気管膜様部の損傷部を4-0吸収糸にて，5mm間隔で縫合閉鎖した。胸背動静脈を血管茎とした有茎広背筋弁を作成し，第2肋間から胸腔内に誘導し，縫合部を被覆した（図6A, B, C, D）。二期的再建の方針とし頸部食道瘻・空腸瘻を造設し，手術を終了した。

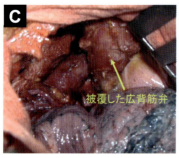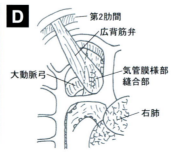

図6　気管膜様部損傷の修復
A：気管膜様部の直接縫合閉鎖。縫合閉鎖部（矢印）
B：有茎広背筋弁の作成
C：広背筋弁による縫合閉鎖部の被覆
D：広背筋弁による縫合閉鎖部の被覆後のシェーマ

術後経過：術当日は人工呼吸器管理下に集中治療室に収容し，術後1日目に抜管した．術後3日目に胸腔ドレーンからのエアリークは消失し，呼吸状態は問題なく経過した．術後36日目に胸壁前胃管再建術を施行し，初回手術後55日目に自宅退院となった（**図7**）．

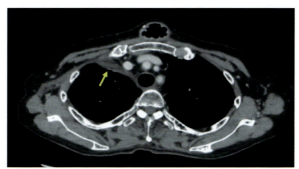

図7　術後CT検査
広背筋弁（矢印）

> ▶ **考　察**
>
> 　本症例の気管損傷の原因は気管チューブ入れ替え操作に伴うものと考えられる．気管チューブの先端もしくはスタイレットが気管膜様部を損傷し，カフの過膨張により損傷部が拡大したと考えられる．食道切除後は気管膜様部の裏打ち組織がなくなるので，カフへの空気注入は最小限が望ましい．術後のカフ圧計による管理も危険である．また，本症例では中咽頭癌に対する放射線照射範囲に気管が含まれており，気管膜様部の組織の脆弱化の可能性もある．
> 　気管膜様部損傷に対する対処としては直接縫合閉鎖や他臓器（筋弁，心膜，胸膜，後縦隔再建での胃管や大網）による補填もしくは縫合部の被覆が挙げられる．本症例は膜様部の欠損はないので直接縫合閉鎖を行ったが，気管膜様部の裏打ち組織がないため，有茎広背筋弁による被覆を追加した．有茎筋弁として広背筋弁，大胸筋弁，肋間筋弁が代表的であるが，胸背動静脈を血管茎とした広背筋弁は容量，血流ともに良好で，開胸と同一術野内で採取が可能なことから，本症例の様な術中に損傷が発覚した症例には有用と考えられる．この様な状況に備え，開胸の際には広背筋および胸背動静脈を温存すべきである．気管内挿管による気管損傷は滅多にない状況であるが，その対処法は食道外科医として習得しておかなければならない．さらに術後管理においても，人工呼吸管理からの離脱をいつするかが問題である．本症例では，損傷部位が挿管チューブのカフの位置にあたるため，修復部に負荷がかかると判断し，早期に人工呼吸管理から離脱した．自発呼吸が可能である場合は，早期に人工呼吸管理から離脱することが望ましいと思われる．

（最所公平，田中寿明，的野　吾，森　直樹，日野東洋，藤崎正寛）

case 15 食道癌術後の気管膜様部損傷に対する緊急手術

症例 74歳, 男性

主訴：嗄声
現病歴：201X年Y月より嗄声が出現した。精査で胸部下部食道癌を認め当科へ紹介となった。
既往歴：高血圧, 甲状腺機能低下症, 骨粗鬆症
生活歴：喫煙：30本/日×44年（10年前より禁煙), 飲酒：焼酎2合/日×53年
血液生化学検査：異常値なし
腫瘍マーカー：SCC抗原 1.3 ng/ml, CYFRA 2.5 ng/ml, CEA 3.6 ng/ml, CA19-9 16.5 U/ml
心・肺機能検査：異常なし
上部消化管内視鏡検査：切歯より30cmに0-Ⅱb病変（図1A, B), 接合部口側に0-Ⅱa病変を認め（図1C, D), いずれも生検から扁平上皮癌が検出された。
上部消化管造影検査：下部食道に隆起性病変を認めた。一部弧状変化がありSM浸潤が疑われた（図2)。
造影CT/PET-CT検査：下部食道に隆起性病変を認め, 同部位にPETでFDG異常集積を認めた（図3)。

以上より, 食道癌 LtAe cT1b（～T2）N0M0, Mt cT1aN0M0 cStage Iと診断した。

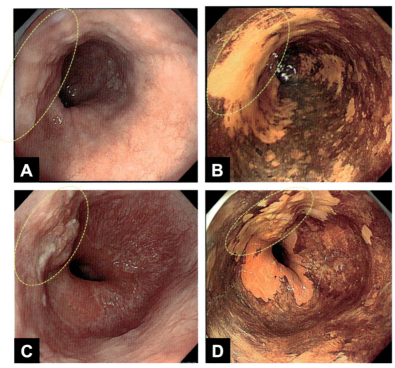

図1 上部消化管内視鏡検査
A：切歯より30cm 通常観察, B：切歯より30cm ヨード染色, C：接合部直上通常観察, D：接合部直上 ヨード染色

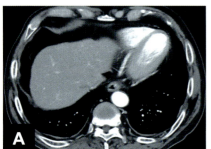

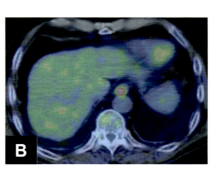

図3 造影CT・PET-CT

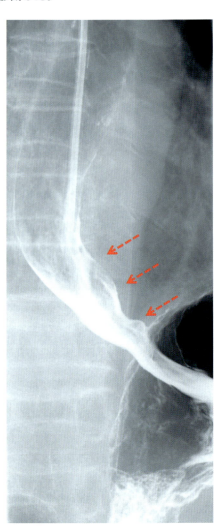

図2 上部消化管造影検査

治療・経過：201X年Y＋1月，胸腔鏡下食道亜全摘，2領域リンパ節郭清，胸骨後胃管再建術を施行した。胸管と左気管支動脈は温存した。病理の結果はLtAeの病変がpT1b（SM3），pN1（#1, 2, 7）pStage II，pCurA，Mtの病変はpT1a-LPM（M2）であった（**図4**）。

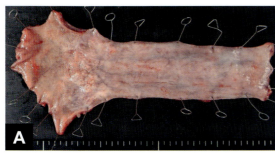
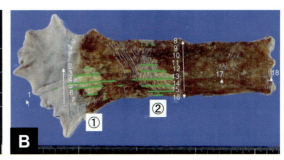

図4　切除標本

　手術中に留置した右胸腔ドレーン（**図5**）は，エアリークを認めないことを確認後，術後4日目に抜去した。術後6日目に「痰を頑張って出そうとし咳込んだ後から首の前が膨らんできた」と訴えがあった。翌日のX線検査で広範囲に渡る皮下気腫を，CTで軽度の右気胸も認めた（**図6A-C**）。

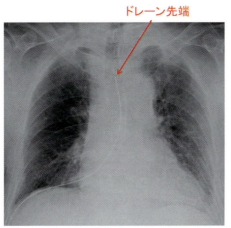

図5　胸部X線検査（術後1日目）
ドレーン先端は気管分岐部の頭側に位置している

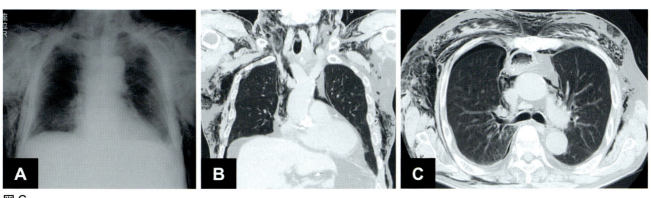

図6
A：胸部X線検査（術後7日目）B, C：胸部CT（術後7日目）

術後6日目に出現した皮下気腫，右気胸の原因は？
　　1. 肺損傷　　2. 気管膜様部損傷　　3. ドレーン抜去部からのエアの吸い込み

15 食道癌術後の気管膜様部損傷に対する緊急手術

> **POINT 症例のポイント①**
>
> 　食道癌術後に皮下気腫，気胸を認めることは稀ではない。原因としてはドレーン刺入部やドレーンの接続部からの空気の吸い込みのほか，術中の肺損傷，気管・気管支の損傷が考えられる。まずはドレーンの刺入部や接続部の緩みから空気の吸い込みがないかをチェックする必要がある。
> 　本症例では喀痰を排出しようとした後から皮下気腫が出現しており，気道内圧上昇に伴う肺，気道の損傷が考えられた。呼吸状態は保たれており，CTで気胸も軽度であったため肺損傷部からのエアリークと考え，保存的に右胸腔ドレーンを留置して経過をみる方針とした。

経過：皮下気腫，右気胸に対して胸腔ドレーンを留置して経過をみたが，翌日のX線検査でも右気胸が残存していた。ドレーンを太いものに交換し，その後さらにドレーンを追加したが気胸は改善しなかった。初めエアリークは少量であったが，次第に増悪してきたため気管膜様部の損傷を考え，術後9日目に気管支鏡検査を施行した。気管分岐部よりやや頭側の膜様部から縫合糸が気管内へ突出しており気管膜様部損傷と診断した。

術後気管膜様部損傷に対する治療法は？
1. 緊急手術　　2. ドレーン留置のまま経過観察　　3. ステント留置

> **POINT 症例のポイント②**
>
> 　本症例では気管膜様部損傷によるエアリークが増悪傾向にある。ドレーンを追加しても改善されていない。
> 　食道癌手術に伴う膜様部損傷について頻度は食道抜去術で1.3-1.8%，開胸手術で0.8-1.35%と報告されている[1],[2]。原因としては術中の損傷以外にも，リンパ節郭清に伴う気管の虚血や縫合不全等の炎症の波及，気管チューブによる圧迫等が挙げられている[3]。死亡率が3割に及ぶとの報告もあり，重篤な合併症である[3],[4]。治療は手術，ステント留置，ドレーン留置による保存的治療などが行われるが，呼吸状態が不安定な症例では緊急手術が行われる。手術では大網や胃管被覆のほか，胸膜パッチ，有茎筋弁（肋間筋，広背筋，大胸筋）での修復が報告されている[5]。
> 　良性疾患に対する気管ステント留置は，留置に伴う合併症や確実性の問題，治療が奏効しない場合のリカバリーの困難さが問題点である。これ以上のエアリークの増加は致命的な経過に至る可能性があることから，緊急手術を行った。損傷部の確実な閉鎖はもちろんのこと，損傷部より末梢で片肺換気を安全確実に行う準備が重要である。人工心肺を行う可能性も念頭に置いた。損傷部に被覆する介在物は大きさによって肋間筋弁，広背筋弁を考えた。損傷部が小さい場合は直接縫合，心膜，胸膜，胸腺パッチも候補とした。
> 　手術は右開胸で行った。気管膜様部に15mm程度の損傷部を認めた。術中の換気維持が困難で，また運針も難しい位置であった。ガーゼで損傷部を抑えながら，運針する部分だけを見ながら縫合した。遊離胸膜パッチで膜様部を被覆しエア漏れを完全になくした後，呼吸状態が安定したのを確認し，有茎肋間筋弁を用いて縫合部を被覆した（図7）。

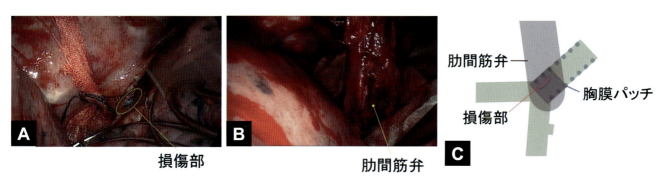

図7　再手術所見
A：気管支分岐部のやや頭側に15mm程度の損傷部を認める，B：肋間筋弁による損傷部の被覆，C：シェーマ

緊急手術後の経過：食道癌に対して胸骨後経過胃管再建を行っていたため，気管膜様部損傷部の背側には胸膜パッチと肋間筋弁が介在するのみであり，咳嗽時の気管内圧上昇により膜様部の再破綻を来たす可能性が考えられた。また術中に穿孔部より左気管支内に胸水，血液が流れ込み呼吸機能が低下した。術後は筋弛緩剤を用い，深い鎮静をかけて人工呼吸器による管理を行い，気管内圧が15cmH$_2$Oを越えないように管理した。喀痰量の増加に対して1日2回の気管支鏡下での喀痰吸引を継続した。損傷部が治癒し盲目下での喀痰吸引が可能と判断した再手術後18日目に気管切開を行い，鎮静剤を徐々に減量させて29日目に人工呼吸を離脱した（**図8**）。41日目に経口摂取が可能となり，53日目にリハビリ目的に転院となった。

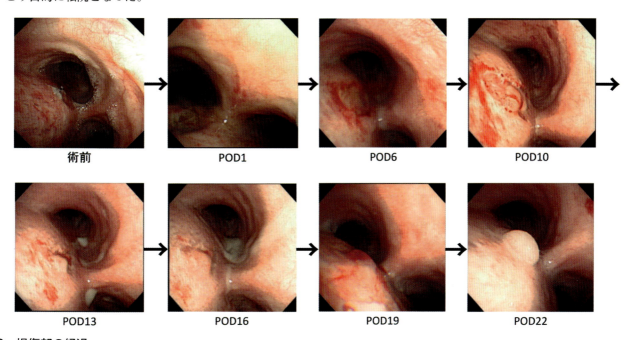

図8 損傷部の経過
再手術翌日は陥凹，術後10日目でほぼ平坦化，16日目には全体的に気管粘膜上皮で覆われている。

▶ 考 察

　本症例の気管膜様部損傷を起こした原因について術中ビデオで確認したが，初回手術中には明らかな損傷を認めなかった（**図9A**）。それでもなお，エネルギーデバイスによるcavitationや熱損傷によって遅発性に穿孔した可能性は考えられる。またこれまでの報告ではリンパ節郭清に伴う虚血が原因の膜様部損傷が術後7～17日目，気管分岐部付近に多いとされており[3]，虚血が原因の可能性もある。しかし最も疑われる原因として，胸腔ドレーンの先端，奇静脈弓切離の際のステイプルラインや縫合糸の断端が膜様部に押し付けられたことによる損傷の可能性が考えられ，実際にこれらが損傷部の近傍にあったことを確認した（**図9B, C**）。呼吸や咳嗽に伴い気管分岐部周囲は大きく移動するため，機械的損傷を来たす可能性があることを念頭に入れ，ドレーン挿入時に慎重に位置を確認すること，不要なドレーンは早期に抜去することの重要性を再確認させられた症例であった。

　なお，膜様部損傷の修復術後の呼吸管理の際，抜管が可能であっても一時的な気管切開を置くべきと考える。このことにより，咳嗽による気道内圧の急激な上昇を和らげ，修復部の機械的な破綻を予防できる。

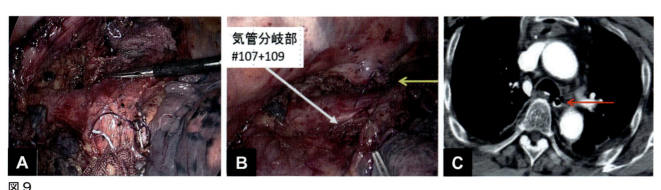

図9
A：初回手術時の気管膜様部には明らかな損傷を認めない，B：初回手術終了時，損傷部位近傍に奇静脈断端を認める（矢印），C：POD3胸部CTで損傷部位近傍にドレーンの先端を認める（矢印）

【参考文献】
1) Hulscher JB, et al：Injury to themajor airways during subtotal esophagectomy：incidence, management and sequelae. J Thorac Cardiovasc Surg. 120：1093-1096, 2000
2) Gupta V, et al：Major airway injury during esophagectomy：experience at a tertiary care center. J Gastrointest Surg. 13：438-441, 2009
3) Bartels HE, et al：Tracheobronchial lesions following oesophagectomy：Prevalence, predisposing factors and outcome. Br J Surg. 85：403-406, 1998
4) Yasuda T, et al：Ten cases of gastrotracheobronchialfistula：A serious complication after esophagectomy and reconstruction using posterior mediastinal gastric tube. Dis Esophagus. 25：687-693, 2012
5) Morita M, et al：Tracheobronchial fistula during the perioperative period of esophagectomy for esophageal cancer. World J Surg. 39：1119-1126, 2015

（岡留一雄, 馬場祥史, 馬場秀夫）

case 16 食道切除後の難治性胃管気管瘻に対する手術

症例 65歳，男性

主訴：なし
現病歴：201X年Y月，検診の上部消化管内視鏡検査で胸部食道に隆起性病変を指摘された．生検で扁平上皮癌が検出され，当科紹介となった．
既往歴：胆嚢摘出術
生活歴：喫煙：15本/日×10年（30歳から禁煙），飲酒：ビール350ml，焼酎1合/日×35年
血液生化学検査：BNP 55.0pg/mlと軽度上昇
腫瘍マーカー：SCC 1.6ng/ml，CEA 1.3 ng/ml
心機能検査：心電図で陳旧性心筋梗塞疑い，軽度の誘発虚血所見あり
肺機能検査：異常なし
上部消化管内視鏡検査：切歯より25cmに1/2周性の0-Ⅱa＋Ⅱb病変を認める（**図1**）。
上部消化管造影検査：気管分岐部のレベルに0-Ⅱa病変を認める（**図2**）。
PET-CT検査：胸部中部食道にFDG集積を認める．明らかなリンパ節転移や遠隔転移は認めない（**図3**）。

　以上の検査結果から，食道癌 Mt, cT1b（M3-SM1）N0M0 cStage I と診断した．
　胸腔鏡下食道亜全摘，3領域リンパ節郭清，後縦隔経路胃管再建術を施行した．食道胃管吻合は端々の手縫い吻合で，4-0 PDS® を用いて，後壁が層々，前壁は Gambee 縫合で行った．術後7日目に縫合不全がないことを確認し，食事を開始した．術後12日目に発熱，咳嗽が出現した．

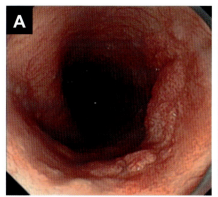
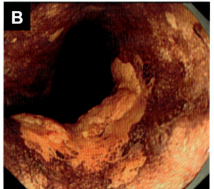

図1　食道内視鏡検査
A：通常観察，B：ルゴール染色

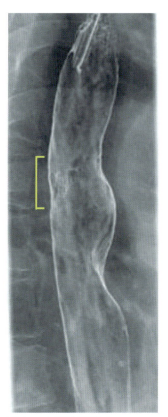

図2　食道造影検査

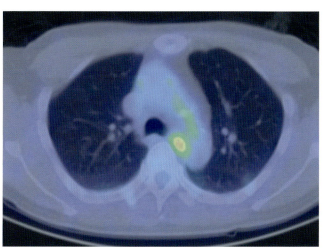

図3　PET-CT検査

術後14日目の単純CT，上部消化管造影検査で胃管気管瘻と診断した（図4）。絶飲食，経管栄養，抗生剤治療を行ったが自然閉鎖は得られなかった。気管支鏡検査では，瘻孔部に胃管のステイプルラインの漿膜筋層縫合糸と吻合部の糸が観察された（図5）。

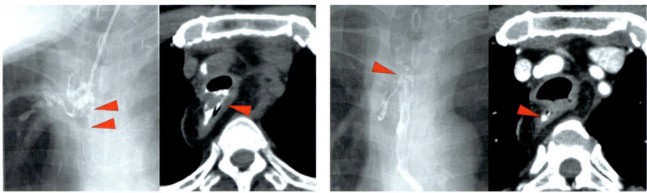

図4　上部消化管造影検査，単純CT（左）術後14日目，（右）術後35日目

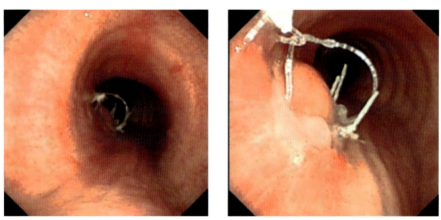

図5　気管支鏡検査，気管分岐部から7軟骨輪口側，軟骨輪左側に瘻孔を確認

初回手術から2か月後に，胸骨柄を縦切開し左第2肋間を切開する視野で，胃管気管分離，気管瘻孔部大胸筋弁被覆，胃管瘻孔部単閉鎖を行った（図6）。

経口摂取が可能となり一旦退院となったが，再手術から約1か月後に症状が再燃し入院となった。再手術から1か月半と2か月半後に2度の内視鏡治療を施行したが，瘻孔閉鎖は得られなかった（図7）。

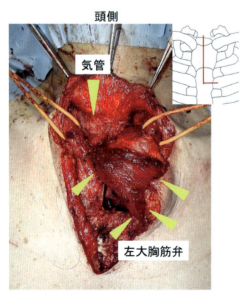

図6　再手術所見，左大胸筋弁被覆

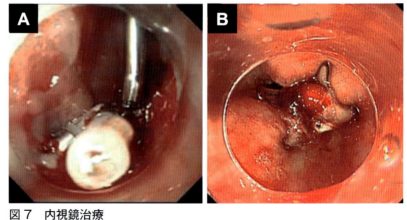

図7　内視鏡治療
A：通常クリップ（初回治療），B：OTS（over the scope）クリップ（2回目の治療）

以上の経過より，難治性の胃管気管瘻に対して再々手術の方針とした。

治療法は？
1. 胃管気管再分離，気管瘻閉鎖，筋弁被覆，胃管を利用した再建
2. 胃管気管瘻はそのままで結腸を用いた再建

POINT 症例のポイント①

さまざまなアプローチを試みたが閉鎖に至らない，難治性の胃管気管瘻に対する手術である．胃管気管瘻の閉鎖と消化管再建に対し，いくつかの方法が考えられる．

気管瘻の閉鎖を行う場合，一旦胃管と気管を分離する必要があるため，胸骨切開による前方からのアプローチか，胸腔からのアプローチ，あるいはその両方が必要となる．また瘻孔の大きさからは筋弁による瘻孔部被覆が望ましいと考えられ，肋間筋弁，大胸筋弁，広背筋弁等の準備が必要である．また胸部アプローチを行う場合，瘻孔の位置を越えて片肺換気を行う準備が必要である．瘻孔へのアプローチが必要となるためリスクが高いが，胃管を再建で用いることができれば消化管吻合が1か所ですむメリットがある．

気管瘻にアプローチしない場合は，食道と胃管を切離し，食道瘻を頸部に作成することで，リスクのある胸部操作を行うことなく唾液の気管内流入を回避できるメリットがある．しかし食道胃吻合部の口側で食道を切離するため，胃管側断端が血流障害で破綻するリスクがあり，その場合は重篤な合併症となる．また胃管内容物が幽門弛緩不全によって気管内に流れ込む可能性はゼロではない．また胸腔内に残した胃管はそのままとなるため，将来の胃癌の発生など，いくつかの胃管に関するトラブルを予防することができなくなる．結腸再建となるため消化管吻合は3か所以上となる．

手術・経過：本症例では胃管気管瘻にアプローチせず，頸部食道瘻造設，回結腸再建の方針とした．一期的に行うことも可能であったが，まず食道瘻のみを作成し，回結腸再建は二期目に行うこととした（**図8**）．この理由は，食道瘻造設後，胃管内容物が気管内に流れ込まないことを確認することと，胃管側の口側断端が破綻した場合のリスクを考え，侵襲を最小限にすることにあった．なお，この口側断端の破綻に関しては，そのリスクが高くないというIdaらの報告が参考になった[1]．

一期目の術後経過は良好であった．二期目に胸壁前経路で回結腸再建を行った（**図9**）．回結腸動静脈の血行再建は不要であった．術後経過は良好で，経口造影検査で縫合不全がないことを確認し，14日目に食事を開始した．食事開始後，遅発性に食道回腸吻合部のminor leakを認めたものの，保存的に治癒した．

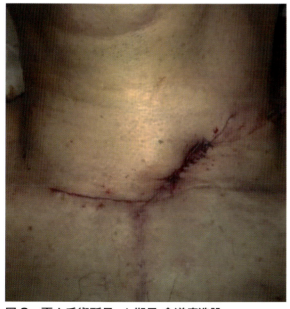

図8　再々手術所見，1期目 食道瘻造設

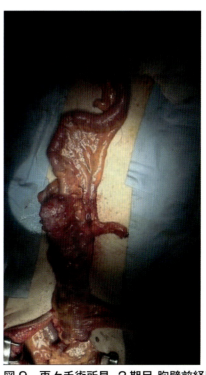

図9　再々手術所見，2期目 胸壁前経路回結腸再建

▶ 考 察

　食道癌術後胃管気管瘻は後縦隔再建に特異的な合併症であり，食道切除術後の約 0.3％ に発生する[2]。原因は縫合不全や胃管壊死，胃管潰瘍の順で多いと報告されている。治療は主に手術（瘻孔分離，胃管瘻孔閉鎖もしくは胃管切除，自家組織充填）が行われている[3]。自家組織充填は有茎大胸筋弁，肋間筋弁，広背筋弁，心膜パッチなどを用いる。

　本症例では食道亜全摘術後 7 日目に一旦食事を開始し，12 日目に胃管気管瘻が明らかになった。術後透視では分からないような minor leak が食事開始後に増悪し，胃管気管瘻を引き起こしたのかもしれない。また，胃管が右胸腔内の陰圧で偏位し，胃管気管瘻の部分を支点としてかなり牽引されていたことも原因の一つとして挙げられる。また瘻孔に対する初回の大胸筋弁被覆手術の際，胸骨をもっと尾側まで切開し，十分な視野で操作を行っていれば，しっかり瘻孔を閉鎖できたかもしれない。この点は，再手術を最小の侵襲で行いたい，できれば大きな切開を置きたくないという術者の判断が，かえって良くない結果を導いた可能性がある。

　胃管気管瘻は致死的な合併症となりえる。本症例のように全身状態が比較的保たれている場合と，重篤な呼吸器感染症により緊急性が高い病態とでは，アプローチもおのずと変わってくるが，再手術においては手術侵襲，手術中，手術後に起こり得る合併症対策を考慮に入れたうえで，安全確実な方法を選択する必要があると思われる。

　本症例では胃管気管瘻手術後の再燃に対する術式の選択に苦慮したが，再手術後は経口摂取が可能となり，仕事にも復帰された。現在まで気管瘻症状の再燃はなく経過している。

【参考文献】
1) Ida S, et al：Surgical resection of hypopharynx and cervical esophageal cancer with a history of esophagectomy for thoracic esophageal cancer. Ann Surg Oncol. 21：1175-1181, 2014
2) Buskens CJ, et al：Benign tracheo-neo-esophageal fistulas after subtotal esophagectomy. Ann Thorac Surg. 72：221-224, 2001
3) 杉村啓二郎 他：食道癌術後の胃管気管瘻の検討. 日消外会誌 44：1506-1511, 2011

（内原智幸, 長井洋平, 吉田直矢, 馬場秀夫）

case 17 食道癌術後に生じた難治性胃管肺瘻

症例 54歳，男性

主訴：なし
現病歴：201X年Y月会社の健診の上部消化管内視鏡検査で食道病変を指摘され，当院紹介となった。
既往歴：201X－2年　大動脈弁置換術後（機械弁Bentall手術），術後の高度房室ブロックに対してペースメーカー移植術。
内服薬：ワーファリン7mg，アスピリン（100）1T，シロスタゾール（100）2T，カルベジロール（10mg）1T
血液生化学検査：WBC 3150/μl（Neut1400/μl），ICG15分値16%，PT-INR 2.3
腫瘍マーカー：CEA 4.0ng/mlは正常範囲内，SCC 2.4ng/mlは上昇。
上部消化管内視鏡検査：門歯列より38cmに25mmの0-IIc病変を認め（**図1A**），口側にはヨード不染領域が広がり（**図1B**），門歯列より33cmに20mmの0-IIc病変，門歯列より30cmに10mmの0-IIb病変を認めた（**図1C**）。超音波内視鏡検査で門歯列より38cmの病変は深達度MP，リンパ節腫大を認めた。
CT検査：明らかなリンパ節腫大や遠隔転移は認めなかった。

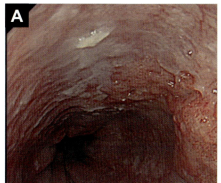 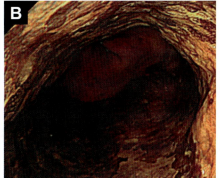 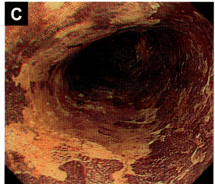

図1

EUSのリンパ節腫大を転移と判定した。以上の検査から多発食道癌 cT2N1M0 cStage II と診断した。

治療法は？　1. 手術（＋術前治療）　2. 根治化学放射線療法

POINT 症例のポイント①

　機械弁による大動脈弁置換術後，ペースメーカー挿入術後症例の治療選択である。切除可能なStageII食道癌だが，心疾患のリスクを考慮すると根治化学放射線療法も選択肢となりえ，治療法として手術を選択するか，化学放射線療法を行うか難しい症例である。手術を選択する場合にもJCOG9907試験の結果から術前化学療法を行うかどうかというのもポイントとなる。一方，ペースメーカー挿入例における放射線治療は，前立腺照射でも重篤な動作異常が起こることも報告されており[1]，照射部位や線量など安全性が確立しているとは言えず，日本放射線腫瘍学会からはこのような患者への照射ガイドラインが作成されている[2]。

結果：本症例は，ペースメーカー挿入症例で，当院の放射線治療医により根治量60Gyの照射は危険と判断され，根治放射線治療は適応外となった。心疾患があり周術期のリスクが高いと判断され，当時の担当医からは化学療法単独治療，DCF療法を開始された。
　もともとWBC/Neutの平常値が低く，治療を定期的に継続することが困難だったこともあり，腫瘍は一時縮小したものの，その後は徐々に再増大した。最終的には手術を行うことになった。201X＋1年Z月DCF療法は5コース施行していた。

手術：胸腔鏡下食道亜全摘，腹腔鏡下胃管作製，後縦隔経路再建，空腸瘻造設術。
病理結果：CT-fT2N0M0 fStage II, 治療効果 Grade1a, L.N.metastasis（-）（0/40）。
経過：バイアスピリン，シロスタゾールは中止し，ヘパリン置換を行い，手術を行った。挿管したまま ICU に入室した。呼吸循環に問題はなく，術翌日抜管した。術後 7 日目に発熱と WBC, CRP の上昇を認めた。CT 検査を施行したところ，上縦隔，右肺野に空洞形成と液体貯留を認め，縫合不全を疑った（図 2）。術後 8 日目に上部消化管内視鏡検査を施行したところ，胃管の粘膜障害があり，吻合部に潰瘍形成を認めた（図 3）。胃管の血流障害による縫合不全と考えた。

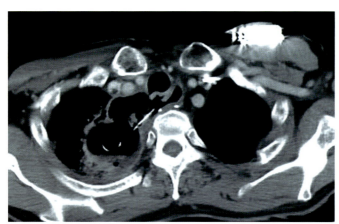

図2 術後 CT 検査

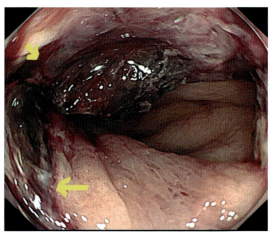

図3

POINT 症例のポイント②

後縦隔経路再建術後の縫合不全である。肺炎や膿胸などで全身状態の悪化もあり得る合併症である。本例は瘻孔形成しており膿瘍腔としては大きいが，膿胸にはなっていなかった。症状として発熱が主体で，循環呼吸状態に問題はみられなかった。心臓疾患の術後で胸骨正中切開の手術創があり，手術の際には胸骨感染も起こしていたことから，胸骨後経路や胸壁前経路再建を選択しなかったが，再建経路は考慮すべき点であったと思われる。

また，吻合部分の粘膜障害があり，血流障害による縫合不全が考えられた。心疾患合併例では動脈硬化などによる血流障害が生じることも考慮する必要があると考えられた。

経過：膿瘍腔と瘻孔部分が大きいため，内視鏡を用い経鼻で内瘻化ドレナージ（Flexima™ ENBD Catheter 7.5Fr; Boston Scinetific Co, Massachusetts, USA）を開始した。挿入後は間欠的に吸引し，炎症所見改善後は自然ドレナージを行った（症例検討会ではステント治療も提案があった）。

内瘻化開始後，炎症所見は改善し，発熱も出現しなくなった。絶飲食で経腸栄養管理を行い，全身状態としては安定しており，問題なく歩行できるほどであった。内瘻化により膿瘍腔は縮小したが，瘻孔部の上皮化なく瘻孔閉鎖には至らず，さらに 2 か月後には末梢気管支の瘻孔も出現した（図 4, 5）。

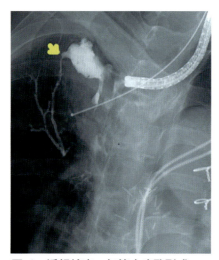

図4 透視検査：気管支瘻孔形成

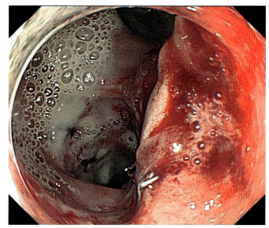

図5 上部消化管内視鏡（瘻孔治癒不全）

治療法は？　1. 保存的治療　　2. 手術（筋弁形成による瘻孔閉鎖）

> **POINT 症例のポイント③**
>
> 縫合不全に対して経鼻経食道的な内瘻化による保存的治療を行った。膿瘍腔は縮小しているが，2か月経過し，難治性気管支瘻を形成した。後縦隔経路再建後の縫合不全による肺炎や縦隔炎，吻合部との気管瘻などは難治性になることが多く，治療に難渋する。難治性瘻孔に対する治療法は様々であるが，手術による筋弁形成なども選択肢として考慮する必要がある。

治療　PGAシート充填療法

　内視鏡鉗子で把持できる程度の大きさに polyglycolic acid（PGA）sheet（Neoveil®；Gunze Co., Tokyo, Japan）を調整し，フィズリンのり（ボルヒール®）を浸し瘻孔部に充填した（図6A）。1回目の治療ですぐに瘻孔は閉鎖したが，念のため2回治療を行った。完全に瘻孔の閉鎖を認め（図6B），経口摂取開始した。その後再燃の兆候なく，充填療法2回目から16日目に自宅退院となった。治療後3年以上，再発なく経過している。

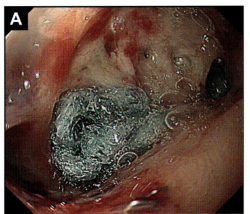
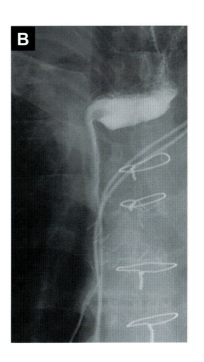

図6
A：上部消化管内視鏡，B：透視検査

> **考　察**
>
> 　食道癌術後の再建胃管と肺・気管支の難治性瘻孔に対してPGAシートを充填することで治癒した症例を経験した。本症例は膿瘍腔が縮小してから上皮化せず難治性瘻孔となったが，充填療法後早急に閉鎖が確認された。内瘻化後に感染が十分コントロールされていたため，充填治療により早急に治癒したと考えられる。
> 　また本例は治療後3年以上瘻孔再発などもなく経過しており，長期的に問題ないことが確認された。
> 　外科手術の際にも使用されるPGAシートを用いた簡便な方法で，患者への負担も少なく，難治性瘻孔に対する治療の選択肢の一つと考えられた。

【文献】
1) Gelblum DY, et al：Implanted cardiac defibrillator care in radiation oncology patient population. International journal of radiation oncology, biology, physics. 73：1525-1531, 2009
2) 「ペースメーカーおよび埋め込み型除細動器装着患者に対する放射線治療ガイドライン」平成16, 17年度JASTRO研究課題「ペースメーカー及びICD装着患者の放射線療法の全国実態調査とガイドライン作成」研究班, JASTRO　日本放射線腫瘍学会

（木村和恵, 赤星和也, 梶山　潔）

case 18 根治的化学放射線療法後の食道気管瘻，喉頭気管壊死に対する手術

症例 60歳，男性

主訴：嗄声

現病歴：201X年Y月より嗄声が出現し前医を受診した。頸部に腫瘤を認め穿刺吸引細胞診を施行。扁平上皮癌が検出され当科紹介となった。

既往歴：胆嚢結石（20年前に開腹胆嚢摘出術）

生活歴：喫煙：20本/日×40年，飲酒：ワイン400ml/日×39年

血液生化学検査：異常なし

腫瘍マーカー：SCC 1.4ng/ml, CEA 1.9ng/ml, CYFRA 6.3ng/ml

心・肺機能検査：異常なし

上部消化管内視鏡検査：切歯より30～33cmにかけて約半周性の2型腫瘍を認めた（図1）。その口側，門歯列より27～29cmに約1/4周性の粘膜異常を認めた。

上部消化管造影検査：胸部中部食道右壁に30mm大の2型腫瘍を認めた（図2）。その口側前壁に20mm大の不整バリウム斑を伴う0-IIc病変を認めた。

CT検査：胸部上部～中部食道に30mmの腫瘤を認めた。101～106recRの腫大と気管および右総頸動脈への浸潤を認めた（図3）。明らかな遠隔転移はなかった。

PET-CT検査：胸部中部～上部食道，および101～106recRにFDGの集積を認めた（図4）。

気管支鏡検査：右声帯は正中固定していた。気管粘膜面の腫瘍露出はなかったが，気管浸潤が疑われた。

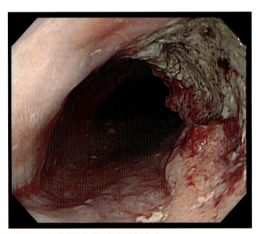

図1 上部消化管内視鏡検査

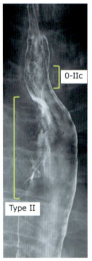

図2 上部消化管造影検査

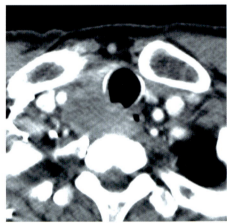

図3 CT検査

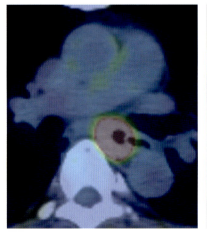
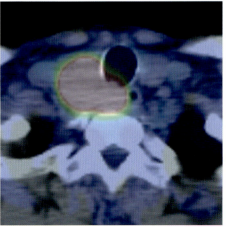

図4 PET-CT検査

以上の検査結果から，食道癌，MtUt，cT4b（101～106recR to Tr）N1M0 cStage IVa と診断した。
　化学放射線療法（CRT）の適応と考えられたが，はじめに導入化学療法として DCF 療法を行った。DCF1 コース後に評価を行ったところ，106recR の縮小率は 23.8% で依然として気管，右総頸動脈浸潤を認めた。その後，さらに根治的 CRT（RT59.6Gy/DCF 療法 3 コース）を行った。

CRT 後の評価：PET-CT 検査では，原発巣および 101～106recR の FDG 集積は消失していた。喉頭～気管左側の頸部食道に新たな FDG 集積を認めた（図 5）。上部消化管内視鏡検査では，原発巣にわずかに陥凹を認めるが，ルゴール不染は認めなかった。新たな FDG 集積を認めた頸部食道については，粘膜面に新規病変を認めなかった（図 6）。1 か月後に再評価する方針とした。

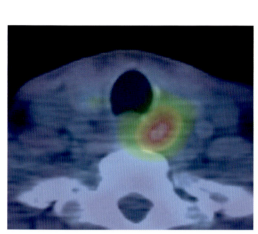
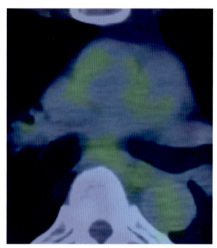

図 5　PET-CT 検査

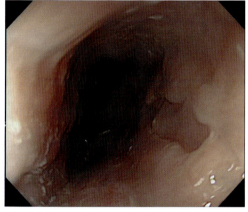
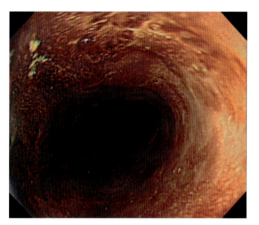

図 6　上部消化管内視鏡検査

臨床経過：Y＋7 月，呼吸困難を主訴に当科を受診した。両側声帯の正中固定を認め（図 7），気管切開術を施行した。PET-CT 検査では，前回新たに指摘された喉頭左側の頸部食道の FDG 集積部以外に新たな集積は認めなかった（図 8）。上部消化管造影検査では，気管左壁の気管食道瘻の形成を認めた（図 9）。

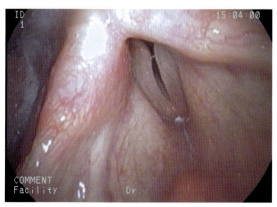
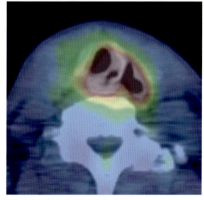
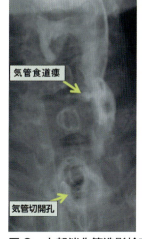

図 7　気管支鏡検査　　図 8　PET-CT 検査　　図 9　上部消化管造影検査

新たに出現した左反回神経麻痺の原因は不明であったが，放射線照射または瘻孔形成による左反回神経への炎症波及，気管左側のFDG集積部にviableな腫瘍が残存しており，左反回神経に浸潤した可能性が考えられた。

気管支鏡検査では気管孔周囲の粘膜の壊死を認めた（図10）。抗生剤投与と気管孔周囲のデブリードマンを連日行ったが，壊死範囲は広がり，気管孔周囲の皮膚に強い炎症を認めた（図11）。気管孔周囲の肉芽組織を生検したが悪性所見を認めなかった。

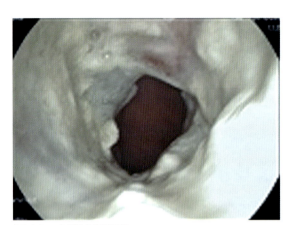

図10　気管支鏡検査

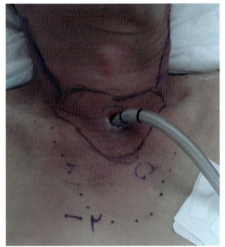

図11　皮膚所見

治療法は？　1. 保存的治療　　2. 緩和　　3. 手術（術式は？）

> **POINT　症例のポイント①**
>
> 　本症例はT4bの原因である101〜106recRリンパ節に対するCRT後に，もともと癌がなかったと思われる部位にできた食道気管瘻と，それに起因する高度の炎症によって気管壊死を来たし重篤な経過をとったと考えられる。癌の遺残があるか否かは不明であり，原発巣と101〜106recRはCRに近い状況である。抗生剤やデブリードマンでの炎症所見の改善はなく，このまま経過を見れば致死的な経過をたどると予想される。
>
> 　手術を行う場合，壊死した喉頭，気管の切除のほかに，食道の切除範囲，郭清の有無，再建方法等に関して，いくつかの方法が考えられる。皮膚も壊死に至る可能性が高く，筋皮弁再建も必要と考えられる。
>
> 　我々は咽頭喉頭気管切除，非開胸食道抜去，縦隔気管孔形成術（Grillo手術）を選択した。再建法は胃管＋遊離空腸の選択肢もあったが，頸部に放射線照射を行っていること，および気管孔周囲は壊死し頸部に広範な炎症所見を認めることから，頸部血管への空腸動静脈の吻合は危険と判断し，幽門洞切離胃管再建（いわゆる山岸胃管）を選択した（図12）。気管輪は気管分岐部から6リング残すことができた。皮膚は壊死および蜂窩織炎が高度の範囲を切除し，大胸筋皮弁を用いて再建した。

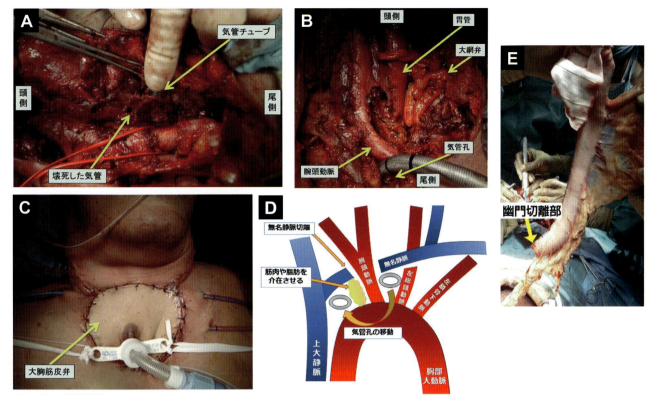

図12 手術所見
A：手術所見, B 手術所見, C 手術所見（縦隔気管孔）, D シェーマ, E 幽門洞切離胃管（別症例）

手術後は合併症なく経過され，術後7日目に飲水を，13日目に食事を開始した。

病理検査の結果，悪性所見は認めず，pathological CR であった。2年10か月が経過した現在も無再発で経過している。

POINT 症例のポイント②

手術時の所見では喉頭，気管上部は壊死していた。また腕頭動脈と強度の癒着がみられ，早晩，動脈破綻によって出血死していた可能性が高い。本症例では，手術は救命が期待できる唯一の治療法と考えられる。Grillo 手術では気管を腕頭動脈の尾側にくぐらせて気管孔を形成すること，気管と腕頭動脈の間に筋弁などの介在物を置くことが重要で，それにより，手術後の腕頭動脈瘻による出血死を予防することができる（図12D）。また、幽門切離胃管は頸部血管との血行再建を行うことなくかなり高い位置まで胃管を挙上することが可能で、今回のような症例に有用な再建法と考えられる（図12E）。

考察

気管浸潤が疑われる進行食道癌の CRT において，気管食道瘻は起こり得る合併症であるが，本症例のように食道癌がなかった部位に気管食道瘻が発生することは稀と思われる。Yasuda らが T1aN0M0 の食道癌に対する根治的 CRT 後に発生した気管食道瘻を報告している[1]。しかしこれまでに多数例でのコホートスタディはなく，直接浸潤がない部位での気管食道瘻の発生頻度は不明である。病因は、放射線性食道炎や膜様部の炎症に由来すると推測されるが、詳細は不明である。

【参考文献】
1) Yasuda T, et al：Pedicled posterior pericardial repair of tracheoesophageal fistula after chemoradiotherapy for esophageal cancer. J Thorac Cardiovasc Surg. 151：e95-97, 2016

（野元大地, 吉田直矢, 馬場秀夫）

case 19 悪性リンパ腫による食道気管支瘻

症例 75歳，男性

主訴：咳嗽

現病歴：201X年Y月，咳嗽が出現し，症状が持続するため，Y+2月前医を受診した．上部消化管内視鏡検査にて門歯列より30cmに半周性の深掘れ2型病変を認めた．その際，色素散布を行なったところ，著明な咳嗽が出現したため，食道気管瘻が疑われた．絶食，入院加療後，精査・加療目的で当科転院となった．

既往歴：特記事項無し

家族歴：特記事項無し

生活歴：喫煙：(-)，飲酒：機会飲酒

血液生化学検査：Alb 2.86, CRP 2.81

腫瘍マーカー：SCC 3.4ng/ml, sIL-2R 3226U/ml

心・肺機能検査：異常所見なし

胸部X線検査：左肺野に浸潤影を認めた．

上部消化管内視鏡検査：門歯列より28〜30cm左壁に正常粘膜に覆われる周堤を伴う潰瘍性病変を認めた．潰瘍底に壊死物質を認め，dele様隆起性病変の壊死性変化が疑われた（図1）．

気管支鏡検査：気管分岐部から左主気管支に壊死性物質を伴う潰瘍病変を認め，一部穿孔部を認めた（図2）．

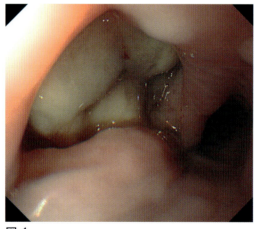
図1

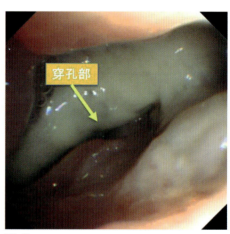
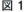
図2

CT検査：胸部中部食道を主座として全周性の壁肥厚を認め，気管分岐下では5.8×2.8cm大の腫瘤を形成していた．腫瘤内部には壊死と思われる造影不良域を認めた．左気管支は圧排され，腫瘤内に気管支と連続するairを認め，腫瘤を介して食道と連続していた．腫瘤は左下葉気管支周囲から右主気管支まで浸潤が疑われ，腫瘤周囲には多数の腫大リンパ節が散在していた（図3）．左耳下腺深部に1.7×1.5cm大，胸鎖乳頭筋深部にも3.5×2.3cm大の腫大リンパ節を認めた（図4）．

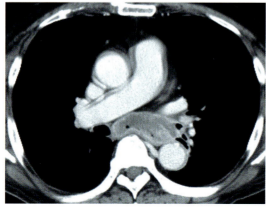
図3

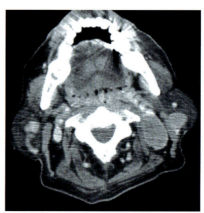
図4

PET-CT 検査：気管分岐下において胸部中部食道や左主気管支の周囲に腫瘤が形成されており，左主気管支周囲のリンパ節とともに FDG の著しい高集積（SUVmax：23.5）を呈していた（図5）。左耳下腺下極の腫瘤，左上内深頸リンパ節の腫大に一致する FDG の高集積（SUVmax：26.1）を認めた（図6）。

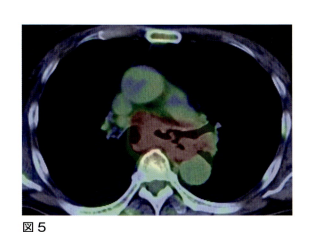
図5

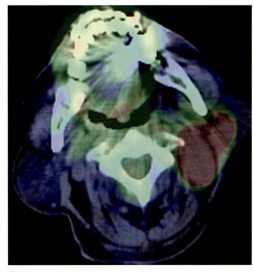
図6

診断は？ 1. 進行食道癌，気管浸潤，頸部リンパ節転移　　2. 悪性リンパ腫

POINT 症例のポイント①

　上部消化管内視鏡検査所見では典型的な周堤を伴う潰瘍病変ではなく，粘膜下腫瘍の壊死性変化が疑われた。CT 検査においても食道病変の気管浸潤に伴う，食道気管支瘻形成ではなく，縦隔内腫瘤を介した瘻孔形成を認め，悪性リンパ腫が疑われた。また，左頸部リンパ節に FDG 集積を伴うリンパ節腫大を認め，同部からの生検にて悪性リンパ腫と診断された。

病理組織検査：検体全体にわたって大型異型リンパ球のびまん性増殖が認められる。N/C 比は高く，核分裂像もみられ，核小体は1～2個で腫大している（図7）。

免疫組織染色検査：CD79a, Bcl-2, MUM1 強陽性 L26 陽性 CD3, CD5, CD10, Bcl-1, Bcl-6, EBER 陰性。
Diffuse large B-cell lymphoma, ABC type と診断。

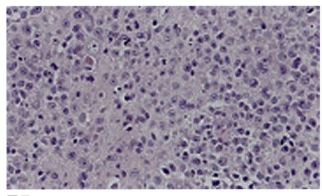
図7

治療法は？
1. 食道切除・再建術→化学療法
2. 食道バイパス術→化学療法
3. 食道ステント留置→化学療法
4. 化学療法

> **POINT 症例のポイント②**
>
> 食道気管支瘻のため，経口摂取不能であり，活動性の肺炎も認めたため，悪性リンパ腫に対する化学療法前に瘻孔閉鎖が必要であった．比較的な大きな瘻孔を形成しており，単純閉鎖は困難であり，侵襲性も考慮し，非開胸による食道バイパス術を施行する方針とした．

術式：非開胸，胃管による食道バイパス術，左頸部食道外瘻．

全身麻酔，ダブルルーメン挿管チューブによる右肺換気により手術開始．上腹部正中切開にて開腹．左胃動脈を処理し，腹部食道で食道切離後，細径胃管を作成．次に左頸部斜切開で頸部食道に至り，頸部食道切離，胸骨後経路で食道胃管吻合施行．頸部食道切離端肛門側は左頸部皮下に固定し，食道外瘻を造設した（**図8**）．

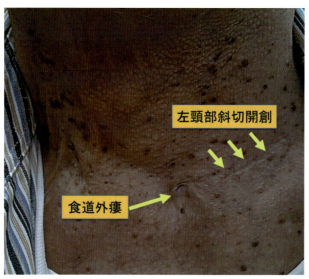

図8

臨床経過：術後縫合不全を認めたが保存的に軽快した．その後，肺炎も軽快し，経口栄養摂取可能となり，術後2カ月目に化学療法目的で血液内科へ転科した．

血液内科にて悪性リンパ腫に対する化学療法（R-THP-COP-VDS）を計5コース施行後 CR 判定され，術後4年再発所見認めず，長期生存が得られている．

▶ 考 察

悪性リンパ腫の治療方針は原則，化学療法であるが，化学療法開始前に全身状態が良好であることが重要である．本症例では，悪性リンパ腫により腫大した気管分岐下リンパ節によって食道気管支瘻が形成されており，難治性の肺炎や栄養管理に苦慮することが予想されたため，化学療法前に食道気道瘻の改善が必要であった．

悪性リンパ腫による食道気道瘻に対する外科的治療において，Morishimaら[1]の報告（**表1**）によると，ほとんどは気管もしくは左主気管支との瘻孔形成であり，手術は55％に瘻孔閉鎖術，30％にバイパス術が施行され，食道切除は15％と少なかった．本症例では，縫合閉鎖は困難であり，胃管による胸骨後再建術を施行し，食道断端は頸部で外瘻形成とした．

表1：悪性リンパ腫による食道気道瘻に対し、手術が行なわれた報告例

Author	Age/sex	Location of fistula	Operation	Outcome
Reboud (1962)	40/F	Trachea	Colon bypass	Dead?
Water (1965)	41/M	Lt. main bronchus	Colon bypass	Dead, 5 weeks
Gonzalez (1966)	32/M	Lt. main bronchus	Pneumonectomy, esophagotomy, then colon interposition	Dead, 34 months
Orringer (1971)	19/F	Trachea	Direct repair (parietal fascia)	Dead, 6 months
Lambert (1975)	22/F	Trachea	Colon bypass, direct repair	Alive, 27 months
Katin (1979)	33/M	Rt. lower lobe of lung	Pneumonectomy, direct repair	Alive, 51 months
Weiner (1981)	30/F	Trachea	Direct repair (muscle flap)	Dead, 5 months
Champion (1983)	?	Trachea	Direct repair (muscle flap)	Dead, 11 days
Williams (1984)	62/M	Trachea	Direct repair (pericardial graft)	Dead, 4 days
Steidlle (1984)	30/F	Trachea	Operation	?
Kelly (1984)	35/M	Lt. main bronchus	Esophagectomy, bronchus repair, then colon interposition	Alive, 22 months
Tachimori (1987)	64/M	Lt. main bronchus	Stomach bypass	Alive, 10 months
Perry (1989)	19/F	Trachea	Direct repair Esophagus not reconstructed	Alive, 10 months
Sharpe (1992)	55/M	Lt. Main bronchus	Direct repair (parietal fascia)	Alive, 20 months
Orvidas (1994)	?	?	Direct repair	?
Orvidas (1994)	?	?	Direct repair	?
Small (1995)	54/M	Lt. main bronchus	Direct repair (suture only)	Alive, 15 months
Lackner (1996)	32/M	Trachea	Direct repair (muscle flap)	Alive, 18 months
Jougon (1998)	19/F	Trachea	Colon bypass	Alive, 48 months
Hosoya (2004)	65/M	Trachea (thyroid)	Esophagectomy, jejunal interposition, trachea repair	Alive, 24 months
Morishima (2005)	72/M	Lt. main bronchus	Stomach bypass	Alive, 10 months

Lt., left; Rt., right

（※文献[1]より転載許可を得た後，引用）

文献1）
Morishima Y, et al：Successful esophageal bypass operation for esophagobronchial fistula following chemotherapy for malignant lymphoma：a case report. Esophagus. 2：165-168, 2005

（錦　耕平, 柴田智隆, 鈴木浩輔, 麓　祥一, 猪股雅史）

case 20 頸部食道癌術後の突然の吐血

症例 61歳, 女性

主訴：突然の吐血

現病歴：頸部食道癌の術後, 前医にて経過観察され, 明らかな再発なく経過していた。
　201X年Y月 自宅にて血性の嘔吐を認め, 前医を受診した。新鮮吐血があり同院に入院となった。上部消化管内視鏡検査で, 咽頭胃管吻合部の胃管潰瘍を認め, 潰瘍底の出血点を確認し内視鏡的止血を行った。翌朝, 再度新鮮吐血を認め, 内視鏡的止血を試みたが, 動脈性出血のため, 止血困難と判断され, 当院へ緊急ヘリ搬送となった。搬送中も吐血は持続し, ショックバイタルとなり, 意識レベルの低下, 四肢痙攣も出現した。ポンピングにて輸血しながら搬送された。

既往歴：他院で, 201X-3年 頸部食道癌 Ce cT4（気管・甲状腺・椎体）N2M0 cStageIVa の診断で, DCF2コース後, DCF-RT（60Gy/30Fr）を施行した。奏効度PRとなり, 201X-2年 咽頭喉頭食道全摘, 後縦隔経路胃管再建（血管吻合あり）, 動脈付き筋皮弁移植, 分層植皮術を施行された。最終病理診断は, CRT-pT4N0M0 pStage Ⅲであった。

家族歴：特記事項なし

生活歴：喫煙：20本/日×28年（48歳より禁煙）, 飲酒：焼酎1.5合/日×44年

来院時現症：血圧106/60mmHg, 脈拍130, 体温36.0℃で末梢冷感著明, 意識レベル JCS Ⅲ-200, 新鮮血の吐血を繰り返していた。

血液生化学検査：WBC 4970/μl, Hb 6.6 g/dl, Ht 18.9%, 血小板 0.2×10^4/μl, PT測定不能, APTT測定不能, Fbg測定不能, TP 0.6, Alb 0.3, BUN 31.3, Cr 0.92で, 著明な貧血と凝固異常を認めた。肝機能は正常範囲内であった。

上部消化管内視鏡検査（前医）：咽頭胃管右壁側に深い潰瘍を伴う胃管潰瘍を認めた。潰瘍底の動脈性出血点を確認し, Soft凝固で止血を試みたが, 再出血を認めた（図1）。

頸部造影CT検査（前医）：吻合部後壁から右壁に潰瘍の陥凹を認めた。背側に右総頸動脈が走行し, 仮性動脈瘤を認めた。明らかな癌の再発は認めていなかった（図2）。

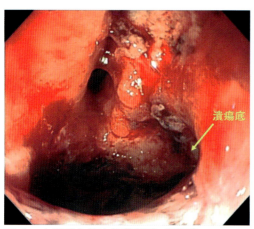

図1 上部消化管内視鏡検査（前医）

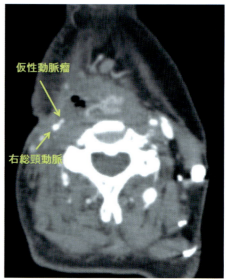

図2 頸部造影CT検査（前医）

診断は？

出血性ショック状態で緊急来院時の治療法は？

1. IVRによる右総頸動脈ステント留置術
2. IVRによるコイル塞栓術
3. 手術（右総頸動脈パッチ形成術）
4. 手術（右総頸動脈結紮術）

> **POINT** 症例のポイント①
>
> 　他院で，頸部食道癌に対して，根治的化学放射線治療を施行され，サルベージ手術を施行されていた。今回術後2年経過し，咽頭胃管吻合部の胃管潰瘍からの出血を来していた。放射線治療が行われ，筋皮弁は血管吻合されており，創傷治癒遅延や血管吻合部の損傷の危険性があった。IVRでのステント留置については，潰瘍からの動脈穿破であるため，感染の危険性により，不適切と判断された。右総頸動脈のコイル塞栓・結紮については，脳血流低下による障害が危惧された。仮性動脈瘤を認めており，内視鏡的止血は，止血効果がなく，さらなる出血を助長する可能性が考えられた。

　診断は，右総頸動脈仮性動脈瘤－胃管瘻で，治療は，手術による右総頸動脈仮性動脈瘤のパッチ形成と胃管外瘻造設とした。201X年の手術の影響で右頸部の皮下組織，右総頸動脈周囲は，瘢痕化し癒着が高度であった。仮性動脈瘤を露出・切除し，約10mmの動脈壁の欠損部分に外頸静脈片によるパッチ形成を行った。胃管瘻は，瘢痕化した周囲の皮膚を可能な限り剥離し，外瘻とした。さらに右総頸動脈のパッチ形成部分と胃管瘻とを分離するように周囲の皮膚で縫合した（図3A, B, C）。

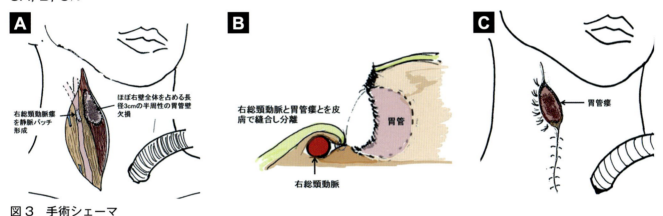

図3　手術シェーマ
A：静脈パッチ形成，B：胃管瘻形成，C：完成図

　術後，出血することなく，経鼻経管栄養による栄養管理を行い，創部は経過観察とした。胃管瘻は縮小したが，表皮により被覆した右総頸動脈は露出してきた（図4A, B）。頸部造影CTでは，胃管瘻は遺残し，右総頸動脈の静脈パッチ形成部分の内腔は閉塞していた（図5A, B）。

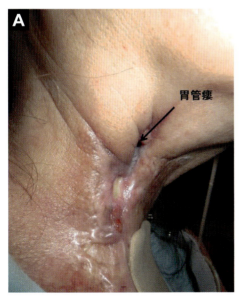
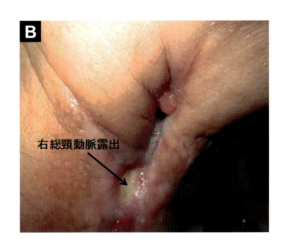

図4　頸部創
A：遠景，B：近景

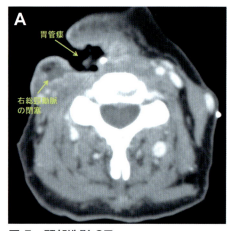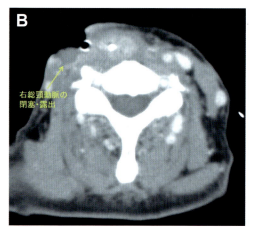

図5　頸部造影CT
A：胃管瘻遺残，B：右総頸動脈閉塞・露出

胃管瘻を閉鎖する治療法は？

POINT 症例のポイント②

　他院での201X－3年の手術の際に右前胸部の動脈付き筋皮弁移植が行われており，胃管瘻と露出する右総頸動脈をどのような組織で被覆するかが重要なポイントとなった。術前カンファレンスでは，遊離大腿皮弁による瘻孔閉鎖術を計画し，手術に臨んだ。

　手術は，まず胃管皮膚瘻周囲の皮膚を切開し，右総頸動脈の外膜も一部合併切除した。さらに放射線照射により肥厚，硬化している皮膚を切除し，瘻孔形成を行った。その後，放射線治療後で血管吻合を回避する目的で，遊離大腿皮弁ではなく，大胸筋弁による充填術，分層植皮術へと変更し，左前胸部の皮膚を切開し，左大胸筋を剥離後，遠位端を切離した。切離端を翻転し頸部層の皮膚欠損部に充填し固定した。左大腿外側の皮膚を用いて，前胸部の皮膚欠損部と大胸筋弁の表面に分層植皮術を施行した（図6A, B, C, D）。

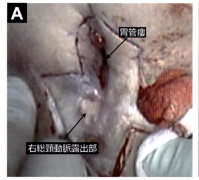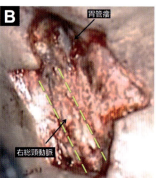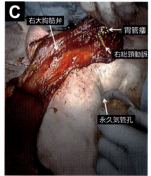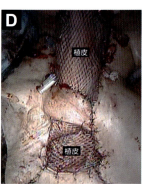

図6　瘻孔閉鎖術
A：皮膚切開，B：表皮剥離，C：右大胸筋弁充填，D：分層植皮

　術後経過は良好で，明らかな合併症を認めず，術後19日目には食事開始され，入院75日目に自宅退院となった。

▶ 考　察

　頭頸部領域の再建において，大胸筋皮弁は，1）再建に用いる筋肉量が大きいこと，2）血流が豊富で血流の乏しい欠損部分にも使用できること，3）体位変換が不要で，同じ頸部の清潔術野で比較的容易に操作できること，4）栄養血管の走行の解剖亜型が少ないことなどから，広く利用されている。今回の胃管瘻の閉鎖において，術後および放射線治療後の術野に対し，大胸筋弁は安全にかつ容易に利用でき，血流も豊富であることから，瘻孔閉鎖部の早期治癒が可能であった。前胸部の美容面での課題は残るが，頸部吻合の縫合不全，瘻孔閉鎖に対して，長期入院の改善や経口摂取の再開にむけ，比較的早期の導入を考慮してもよいと考えられる。

（尾本　至，内門泰斗，佐々木健，夏越祥次）

case 21 胃全摘後の食道空腸吻合部縫合不全

症例 57歳, 男性

主訴：ARDS, 両側膿胸, 吻合部縫合不全

現病歴：201X年Y月Z日, 前医にて胃癌の診断で胃全摘, Roux-en Y再建術を施行した。術後, 食道空腸吻合部の縫合不全を発症した。洗浄ドレナージ術を行ったが, 縫合不全は縦隔から両側胸腔内へ穿破し, 縦隔膿瘍, 両側膿胸を認め, 膿瘍ドレナージ術を施行した。その後, 腹腔内出血をきたしたため, 脾動脈塞栓術を施行された。しかし, 脾梗塞をきたし, 脾摘術を施行, さらに肺損傷に対する手術など多数の処置がなされた。膿瘍洗浄ドレナージを行いながら経過をみていたが, Z＋41日目に発熱と急激な呼吸状態悪化を認め, 気管内挿管, 人工呼吸器管理を行った。前医の胸部CTで, 肺野のびまん性の透過性低下を認め, ARDSと診断され, Z＋42日目の深夜に当科転院となった。

既往歴：高血圧

家族歴：特記事項なし

生活歴：喫煙：20本/日×30年, 飲酒：ビール1本＋焼酎3合/日×20年

血液生化学検査：WBC 11210/μl, Hb 9.9g/dl, Ht 28.3%, 血小板 26.6×10^4/μl, PT 73%, APTT 33.3秒, Fib 413mg/dl, AT-III 74%, P-FDP 10.1μg/ml, TP 6.8, Alb 2.5, CRP 13.64で, 炎症反応の著明な上昇を認めた。肝腎機能は, 正常範囲であった。

動脈血液ガス：pH 7.451, pCO_2 31.5mmHg, pO_2 144mmHg, Lac 3.5mmol/L, BE -2.0mmol/L
（呼吸器設定　CPAP, FIO2 0.6, PEEP 6cmH_2O, PS 15cmH_2O）

前医胃全摘後, 当院転院までの経過表（図1）

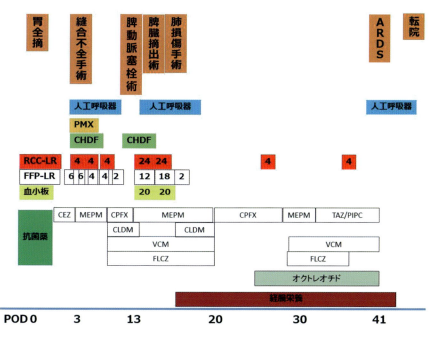

図1　前医における経過表

胸部X線検査（前医）：ARDS発症時, 両側の中下葉に透過性低下を伴うすりガラス状陰影を認めた（図2）。
胸部CT検査（前医）：前医ARDS発症時, 両側膿胸, 両肺野にすりガラス状陰影を認めた（図3）。
胸腹部CT検査（当院）：前医ARDS発症時と比較して, 両側のすりガラス状陰影は改善していた。両側膿胸, 食道空腸吻合部縫合不全を認め, 左胸腔・縦隔ドレーンを認めた（図4A, B）。

以上の結果から, 胃全摘後の食道空腸吻合部縫合不全, 両側膿胸, ARDSの診断となった。

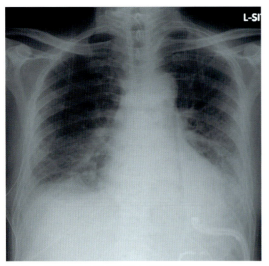

図2　前医胸部X線検査（前医）

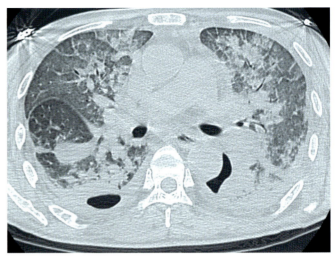

図3　胸部CT検査肺野条件（前医）

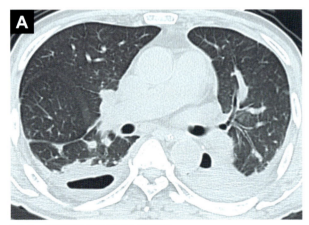

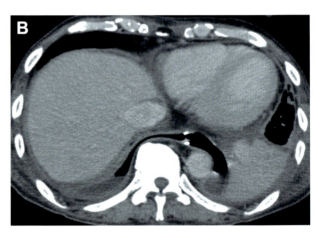

図4　胸腹部CT検査（当院）
A：肺野条件，B：縦隔条件

まず行う治療法は？

POINT　症例のポイント①

　胃全摘後の食道空腸吻合部縫合不全をきたし，その後，両側膿胸，ARDSとなっている。この経過で，左開胸を伴う開腹洗浄ドレナージ，腹腔内出血に対するコイル塞栓術，脾梗塞に対する脾臓摘出術，肺損傷に対する左開胸手術と複数回の手術を施行されており，まず行う治療としては，全身状態の改善のため，ARDS，その原因となっている両側膿胸の治療を行なう方針となった。さらに縫合不全の把握を行うこととした。

　当院入院1日目に気管内挿管での呼吸器管理のまま，CTガイド下に右膿胸に対して，Pig tailカテーテルを挿入しドレナージを施行した。さらに左胸腔・縦隔ドレーンを洗浄可能なArgyle Sumpチューブ　18Frへそれぞれ入れ替えを行った（図5）。その後，上部消化管内視鏡検査で，食道空腸吻合部の状態を観察し，前壁側のみ粘膜の連続があり，3/4周性に後壁は約5cmにわたり離開し，左右の胸腔，縦隔ドレーンを認めた（図6）。食道空腸吻合部はほぼ全周近い縫合不全で，縦隔，左胸腔ドレーンが内視鏡で確認できる状態，縫合不全の後壁側に下行大動脈が観察される状態であることが判明した（図7）。

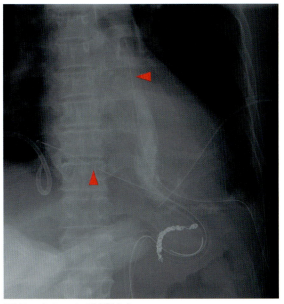

図5 ドレーン造影検査

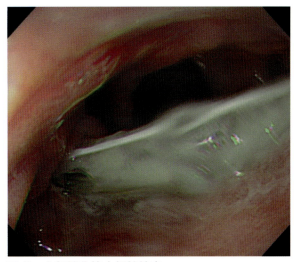

図6 上部消化管内視鏡検査

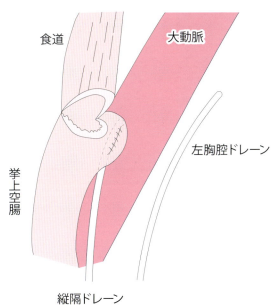

図7 食道空腸吻合部縫合不全シェーマ

治療法は？　1. 経過観察　　2. 手術（食道瘻造設，2期的空腸間置術）
　　　　　　　3. 手術（食道瘻造設，二期的結腸再建）　　4. 食道ステント留置術

POINT 症例のポイント②

　経過観察では，唾液や胆汁逆流などによる消化液の暴露により，洗浄ドレナージの継続のみでは縫合不全部分の治癒に，かなりの時間を要することが予想された．唾液暴露を軽減するため，食道瘻造設，もしくは食道ステントが考えられた．二期的再建については，複数回の開腹・開胸手術を施行されており，腹腔内・胸腔内ともに高度の癒着が予想されたため，縫合不全を来した吻合部の切除を含めた再手術は，かなりの侵襲と術後合併症が危惧された．食道ステントを留置して消化液からの暴露を予防し，縫合不全を来した吻合部は洗浄ドレナージを継続して，栄養，全身状態の改善を図った．食道ステントの抜去，交換時期については，Hünerbein ら[1]，El Hajj ら[2]の報告をもとに3週間と設定した．

Z＋52日目に縫合不全部分を中心とする逆流防止弁付き15cmのremoval typeのカバードステントを留置した（図8）。入院20日目に開腹創と横行結腸との瘻孔形成を認め、回腸瘻造設術を行った。ステント留置から3週間後、食道ステントは、いったん抜去し、縫合不全の状態を観察したところ、左右胸腔との交通は、縮小し、特に右胸腔との間は著明に縮小していた。複数の開腹歴、横行結腸瘻の形成があったこと、食道ステントによる縫合不全部の治癒も促進されていることから、食道ステントを定期的に入れ変え、さらに組織修復を促進させる目的にポリグリコール酸吸収性縫合補強材を使用した（図9A, B）。Z＋115日目に、上部消化管造影検査、上部消化管内視鏡検査で、明らかな食道空腸吻合部からの瘻孔の消失を確認し（図10A, B）、食事を開始した。ドレーンを抜去でき、Z＋185日目に自宅退院となった。1年後、人工肛門閉鎖術を施行し、その後は問題なく経過している。

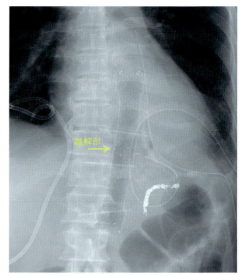

図8　腹部単純X線検査

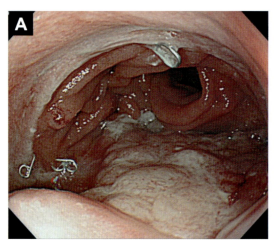 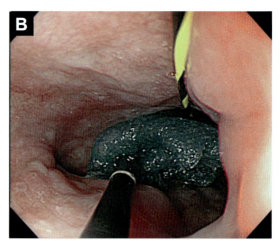

図9　上部消化管内視鏡検査
A：肉外形成あり、創傷治癒促進している、B：ポリグリコール酸吸収性縫合補強材を使用する

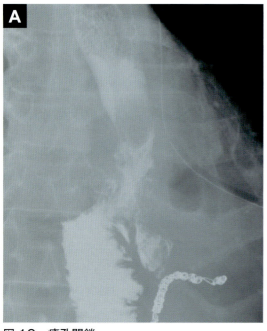 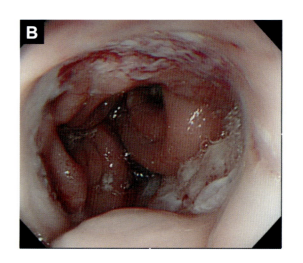

図10　瘻孔閉鎖
A：上部消化管造影検査、B：上部消化管内視鏡検査

▶ 考 察

　複数回の開腹手術歴がある食道空腸吻合部の縫合不全をどのように治療していくかが問題となる。今回の治療方法の選択においては，全身状態不良であり，侵襲の少ない食道ステントを利用した治療を行った。食道ステント留置により唾液や胆汁などの消化液からの暴露を予防しながら全身・栄養管理を行うことで，縫合不全部の周囲の組織修復を促進させることが可能と考えられた。しかし，食道ステントの位置のずれや組織圧迫による危機的出血などの合併症もあることを十分に説明・同意を得て，厳重な観察のもとに行うことが必要と考えられる。

【参考文献】
1) Hünerbein M, et al：Treatment of thoracic anastomotic leaks after esophagectomy with self-expanding plastic stents. Ann Surg. 240：801-807, 2004
2) El Hajj II, et al：Treatment of esophageal leaks, fistulae, and perforations with temporary stents：evaluation of efficacy, adverse events, and factors associated with successful outcomes. Gastrointest Endosc. 79：589-598, 2014

（佐々木健, 尾本　至, 内門泰斗, 夏越祥次, 奥村　浩）

case 22 頸部食道癌に対する根治的化学放射線療法の既往がある下部食道癌症例の術後難治性縫合不全

症例 65歳, 男性

主訴：なし

現病歴：200X年Y月, 食物のつかえ感の精査で頸部食道癌（SCC, CeUt, cT4bN2M0 cStage ⅣA）と診断された（図1A-E）。RT60Gyとlow dose FPによる根治的化学放射線療法（CRT）によりCRとなり（図1F）, 10年間にわたり再燃がなく根治したと考えられた。フォローアップ中に, 異時性食道多発癌に対し計5回のESDを行った。201X年Y+2月, 下部食道にSM癌を疑う病変を認め生検でSCCが診断された。

既往歴：高血圧症, 甲状腺機能低下症

生活歴：喫煙：25本/日×44年, 飲酒：焼酎1合/日×44年

血液生化学検査：軽度の甲状腺機能低下あり

腫瘍マーカー：SCC 1.3ng/ml, CEA 2.4ng/ml

心・肺機能検査：心機能異常なし, VC 3211ml, %VC 93.6%, $FEV_{1.0}$ 2110ml, $FEV_{1.0}\%$ 65.4%

上部消化管内視鏡検査：門歯列より35cmの食道左壁に1.5cmの0-Ⅱa＋Ⅱc病変を認めた。陥凹がはっきりしており通常観察でSMと診断した。拡大内視鏡では, 白苔により陥凹面の評価が十分でないものの, 明らかなB3血管の出現は無くcMM-SM1と診断した（図2A-D）。頸部食道癌はCRを維持していた（図3B）。

造影CT検査：転移を疑うリンパ節なし（図3A）。

PET-CT検査：FDGの有意な集積なし。転移を疑うリンパ節なし（図3C）。

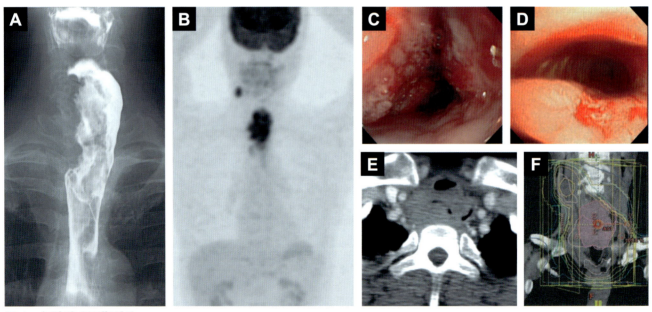

図1 初診時の画像所見
A：食道造影, B：PET, C：上部消化管内視鏡, D：気管支鏡, E：造影CT, F：照射野

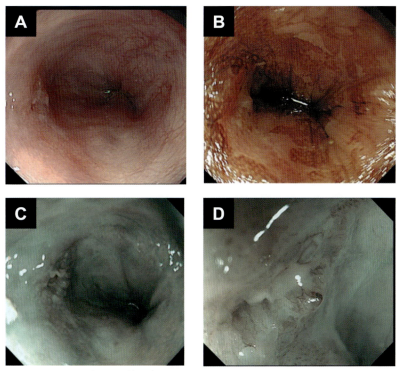

図2 癌部の上部消化管内視鏡検査
A：通常観察，B：ヨード染色，C：NBI観察，D：NBI拡大観察

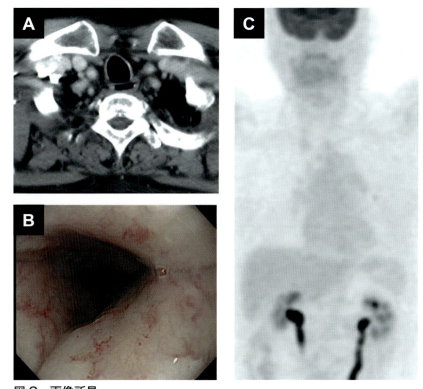

図3 画像所見
A：造影CT，B：上部消化管内視鏡（頸部食道），C：PET

以上の結果から，食道癌（異時性多発癌）Lt, 0-Ⅱa＋Ⅱc, cT1bN0M0 cStage Ⅰと診断した。

治療法は？ 1. 手術　　2. 化学放射線療法　　3. 内視鏡治療

> **POINT 症例のポイント①**
>
> 本症例は cT1bN0 の胸部下部食道癌で耐術能がある。また放射線治療の既往があり頸部への予防照射ができないため，標準治療は手術と考えられる。しかし，頸部食道癌の根治的 CRT 後であり手術はリスクが高いと判断するなら，頸部への予防照射を行なわない CRT や内視鏡治療も選択しうる。
>
> CRT に関して，過去5回の ESD の部位がいずれも中下部食道であるため，今回の病変を含めてその範囲に照射を行うという考え方もある。頸部食道癌に対する RT の照射野は頸部と上縦郭の一部までであり（図1F），そこに重ならないように照射野の設定が可能であれば CRT を選んで良いかもしれない。ただし遺残，再燃した場合の救済治療はさらにリスクが増加する。内視鏡治療に関しては，cSM であることから積極的には選択しにくいが，病変が比較的小さく，拡大 NBI 所見では M3-SM1 までと診断されており，診断的 ESD をまず行うという考え方はある。しかし本病変は過去の ESD 後瘢痕変化に近接しており，ESD 手技に多少のリスクが伴うと予想された。
>
> 本症例は60代で全身状態は良く，より根治的な治療法を希望したため，我々は手術を行う方針とした。

> **POINT 症例のポイント②**
>
> 本症例の手術で議論となったのは，根治手術としては食道亜全摘，胃管再建が考えられるが，この術式ではかつて進行癌があり CRT で治癒した頸部食道と胃管を吻合することになるという点である。新たな癌の発生や dormant な癌の再燃がないかということもあるが，それ以上に頸部食道の組織に修復力があるかという点が危惧された。

術式は？

1. 食道亜全摘，胸壁前胃管再建（頸部吻合）
2. 食道亜全摘，胸壁前胃管再建（できるだけ食道を長く残して吻合）
3. 中下部食道切除，後縦郭胃管もしくは空腸再建（胸腔内吻合）
4. 咽喉頭食道全摘，胃管再建（＋遊離空腸）

この点を患者に十分説明した。一番希望されたのは喉頭温存および根治性であった。喉頭温存の面から4，根治性の面から3の選択肢はなくなった。組織修復に懸念はあるもののカンファレンスを経て1を選択した。

術中所見：胸腔鏡下食道亜全摘，2領域リンパ節郭清，胸壁前経路胃管再建（頸部吻合）を行った。手術時間は9時間32分，出血量は32gであった。術中は大きな問題は起こらなかった。頸部食道も外見上は問題なく，通常通りの手縫い吻合が可能であった。

病理結果：SCC, 1.5 cm, 0-Ⅱa＋Ⅱc, pT1a（LPM） N0M0 pStage 0

◆**術後経過**：危惧していた縫合不全が発生し，難治性皮膚瘻，皮膚炎が持続し長期の洗浄処置を必要とした。さらに難治性吻合部狭窄となり，頻回の内視鏡的拡張術や，経皮的吻合部形成術を加えたものの改善せず，結果的に術後8カ月の時点で経口摂取が可能となる見込みはなかった（図4A, B）。

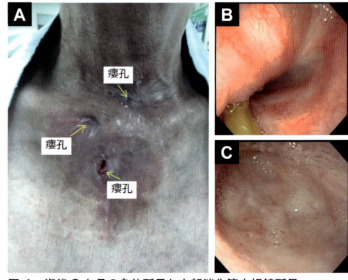

図4　術後8か月の身体所見と上部消化管内視鏡所見
A：皮膚瘻と皮膚炎の所見，B：下咽頭（右梨状窩）の瘢痕狭窄，
C：食道入口部の閉塞と粘膜の白色化

◆**その後の経過**：この状況から経口摂取を目指すためには咽喉頭摘出も止むを得ないと判断し，患者と十分に相談した結果，術後9カ月目に，再手術として咽喉頭頸部食道摘出・胃管部分切除，遊離空腸再建を，また皮膚は炎症が強く修復不能と考え，大胸筋皮弁被覆術を施行した。手術時間は11時間24分，出血量886gであった。術後創感染や空腸胃管吻合のマイナーリークがあったが，術後経過は概ね良好で，最終的には経口摂取が可能となった。

POINT 症例のポイント③

初回手術後に，危惧していた縫合不全が発生して長期経過となり，結果的に経口摂取の可能性が見込めない状態となった。考えうる数々の処置を行ったにも関わらずこのような状況に陥ったのは，吻合の条件が悪かったこと（根治したとはいえ，もともとT4食道癌が存在した頸部食道での吻合），放射線照射の影響が原因であったと考えている。再手術の術式検討の際，喉頭温存の可能性について合同手術を担当する頭頸部外科医と議論となった。もちろん，可能であれば高位での再吻合を行いたかったが，術式検討のために行った全身麻酔下内視鏡検査にて残存頸部食道は梨状窩レベルまで瘢痕化しており，食道入口部レベル（梨状窩から2cm弱）でほぼ閉塞していた（**図4C**）。これでは仮に喉頭を温存し高位吻合を施行したとしても，さらに高位で難治性縫合不全となる可能性が高いと判断した。この再手術は遊離空腸，大胸筋皮弁も必要な大がかりな手術になるため，より確実で安全性の高い術式を選択すべきと考えた。最大限のリスク予測を行うなかで，とくに気管孔を避けて遊離空腸を配置し血管吻合を行う点が難しいと考え，大伏在静脈グラフトの採取を準備して手術に臨んだ。

さまざまなリスクを患者に説明し，最終的には患者をはじめ手術に関わる全員が十分納得したうえで再手術を施行した。

▶考　察

最終的に咽喉頭摘出まで必要となってしまったのは残念であったが，合併症の状況から，経口摂取を可能とするには止むを得ない経過であったと思う。症例検討会で議論されたように，初回手術でできるだけ長く食道を残して胸壁前で吻合していれば（（2）の術式），縫合不全で長期トラブルとなり再手術を必要としたとしても咽喉頭摘出は避けることができたかもしれない。しかしその場合もやはり条件の悪い頸部食道での再吻合となるため，その後の経過がうまくいかなかった可能性はある。

化学放射線療法で根治したとはいえ，もともとT4食道癌があった部位の食道に吻合することはリスクが高いということを，身をもって経験した症例であった。

（長井洋平，吉田直矢，馬場秀夫）

case 23 抗凝固療法中に出血性ショックとなった食道癌症例に生じた難治性食道皮膚瘻

症例 74歳，男性

主訴：吐血

現病歴：心臓弁膜症術後のため近医へ定期通院されていた。
　201X年Y月Z日午前2時に自宅で吐血し近医へ搬送された。保存的に観察されていたが，抗血栓療法中のため吐血が継続し，出血性ショックのため同日に当院へヘリ搬送となった。消化器内科にて上部消化管内視鏡が行われ，食道腫瘍出血の診断となった。輸血（RCC4単位）管理されたがHb値は上昇せず止血を得られない状態であったため，Z＋1日，当科へコンサルトとなった。

既往歴：高血圧症，肺気腫，65歳時ペースメーカー植込術・僧帽弁置換術・三尖弁形成術

生活歴：喫煙：なし（過去に20本/日×44年間），飲酒：ビール350ml/日（過去に焼酎4-5合/日×44年間）

内服薬：ワーファリン7mg/日，バイアスピリン100mg/日

来院時所見：意識清明，KT：37.6℃，BP：75/52mmHg，HR：70回/分，SpO$_2$：98%（room air），暗赤色の吐血・下血が継続。

来院時血液生化学凝固緊急検査：WBC 11000/μl, Hb 5.8 g/dl, Plt 9.3×10^4, BUN 44.9, Cre 1.45, CRP 2.94, PTINR 3.19, APTT 63.6sec, D-dimer 0.74 μg/ml, FDP 2.0 μg/ml

緊急上部消化管内視鏡検査：門歯列より30〜40cmに2型の食道癌を疑う腫瘍性病変を認めた。腫瘍表面より湧出性の出血を認めた。胃内には凝血塊の貯留を認めた。トロンビン1万単位を散布し検査を終了した（図1）。

緊急胸腹部造影CT：下部食道内腔に造影剤の漏出を認めた。心拡大あり。明らかなリンパ節腫大なし。肺は気腫状変化を認める。肺や肝臓などの実質臓器内に明らかな腫瘍性病変なし（図2）。

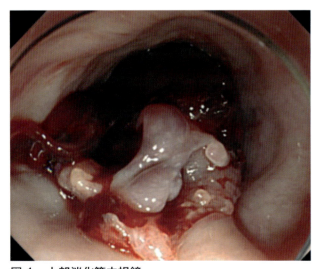

図1　上部消化管内視鏡

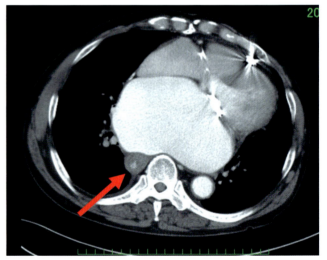

図2　造影CT

治療法は？　1. 内視鏡的止血術　　2. 経カテーテル動脈塞栓術（TAE）　　3. 緊急手術

POINT 症例のポイント①

　ショックを伴う抗凝固療法中の患者である。次の一手で救命しなくてはいけない状況にある。当院内科で内視鏡的止血を試みたが断念した症例である。TAEで止血できる可能性は低く，緊急食道切除が確実であると考えられた。本症例では開胸ではなく出血を減らすため胸腔鏡下で手術を行い，結果的に開胸と遜色ない時間での手術を遂行できた。郭清については時間短縮のため傍食道リンパ節の郭清のみにとどめた。

手術術式：胸腔鏡下食道亜全摘，前胸部食道皮膚瘻・空腸瘻造設（図3, 4）。
＜手術時間＞ 2：46（胸部操作 1：32, 頸部・腹部操作 1：14）。
＜出血量＞ 200ml。

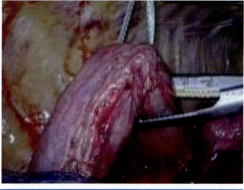

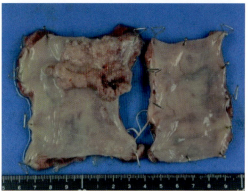

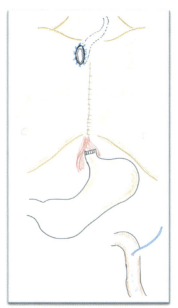

図3　手術写真・シェーマ　　図4　摘出標本

術後病理結果：Basaloid squamous carcinoma （about 80%）, with squamous cell carcinoma, moderately differentiated, component （about 20%）
Lt, 60mmX35mm, Type2, pT2, pN0 （0/5）, INFb, ly0, v3, pIM0, pPM0 （47mm）, pDM0 （5.5mm）, pRM0

初回手術術後83日目で再建手術を施行した。
手術術式：食道亜全摘後二期的再建術（胸壁前経路胃管再建，前胸部三角吻合）
＜手術時間＞ 3：12
＜出血量＞ 150ml

術後経過：
再建術後6日目　吻合部造影では縫合不全は認めなかった。
再建術後14日目　吻合部前面の皮膚が自壊し縫合不全を確認した（図5）。

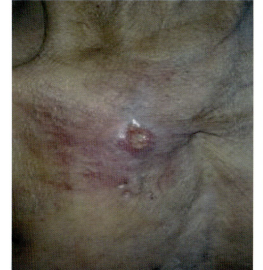
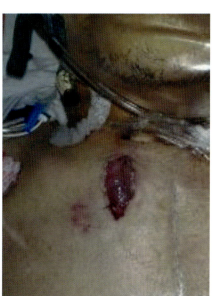

図5　皮膚自壊

再建術後 20 日目　全身麻酔下に縫合不全部再縫合閉鎖術施行（抗凝固療法は継続）
再建術後 23 日目　ベンチに座っている時に突然の左上肢と右下肢の激痛を自覚。両下肢・左上肢末梢の血色不良あり。
　　　　　　　　　意識清明, BP；201/88mmHg, HR；65 回 / 分, SpO$_2$；97%（room air）。

急性動脈閉塞症（左橈骨動脈, 左右後脛骨動脈塞栓）と診断。
　診断直後, ヘパリン 2500 単位静注。左橈骨動脈・左右後脛骨動脈の 3 枝に対し Fogarty catheter にて緊急血栓除去術を施行した。プロスタグランジン E$_1$ 製剤（アルプロスタジル）を 1 週間連日投与。終了後ワーファリン・シロスタゾール内服開始とした。血栓除去 2 週間後の CT にて確認し血流は問題なし。エコーにて心内血栓の存在も確認できなかった。

縫合不全の経過：
再建術後 32 日目　前胸部縫合閉鎖部から縫合不全（＋）
再建術後 60 日目　大胸筋翻転皮弁術実施（抗凝固療法は継続）（図6）

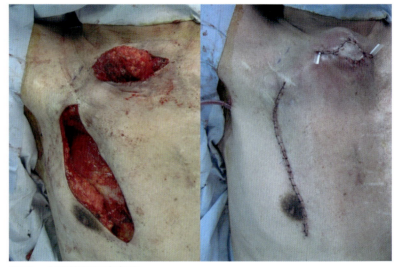

図6　大胸筋翻転皮弁術

再建術後 74 日目　嚥下造影で縫合不全（＋）
再建術後 77 日目　12Fr サンプチューブを経内視鏡的に瘻孔内へ留置し, ドレナージ開始。
再建術後 88 日目　筋皮弁部尾側の膨隆が自壊し, 膿と唾液が排出。
再建術後 90 日目〜129 日目　種々の保存的加療でも瘻孔閉鎖は認めなかった。

この後の治療は？　1. 保存的観察　2. 直接縫合閉鎖　3. 再筋皮弁

POINT 症例のポイント②

　ここまで縫合不全部の縫合閉鎖を行い, その後, 大胸筋翻転皮弁を施行している。しかし難治性で, 手術をするにも術後の血栓塞栓症のリスクがある症例である。可能な限り侵襲性の高い治療（遊離空腸や再度の筋皮弁）は避けたかった。そこで当科ではポリグリコール酸シート（PGA シート；ネオベール®）を瘻孔内に充填し, 瘻孔自体を体表から縫い込むように直接縫合閉鎖する方法を取った。

再建術後 130 日目　肉芽形成は良好と判断。PGA シートを追加充填し、体表の瘻孔開口部をナイロン糸で縫合閉鎖（図7）。
再建術後 150 日目　縫合糸を抜糸。瘻孔は狭小化していたが嚥下物の漏出あり。
再建術後 151 日目　鉗子で瘻孔を確認しながら、体表から瘻孔を胃管壁ごと縫い込むように縫合糸をかけ、PGA シートを瘻孔内に充填し、結紮した。

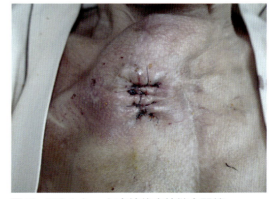

図7　PGA シート充填後直接縫合閉鎖

再建術後 162 日目 　嚥下造影で細い瘻孔残存を確認。ナイロン糸のZ縫合を追加。
　　　　　　　　　　皮膚保護剤で被覆。
再建術後 168 日目 　嚥下造影で縫合不全なし。経口流動食開始。
再建術後 189 日目 　軽快転院。最終縫合から1ヶ月で抜糸し瘻孔は完全閉鎖（**図8**）。

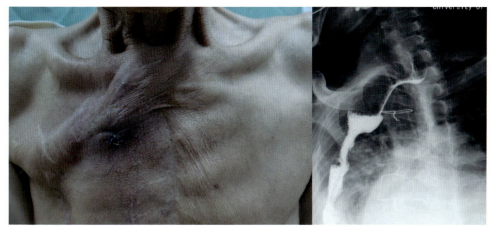

図8　縫合不全は治癒

▶ **考　察**

　抗血栓療法中の患者における食道癌出血であった。出血性ショック状態であり救命を第一の目的として，緊急手術を施行した。再建手術時に抗血栓療法を中断し問題なかったが，縫合不全部の直接縫合後に急性動脈閉塞症を発症した。幸いにも治療により後遺症なく経過した。縫合不全は難治性で，洗浄観察，直接縫合閉鎖，大胸筋翻転皮弁，ドレナージを行ったが治癒しなかった。最終的にPGAシートを充填し，シートごと縫合閉鎖を行うことで完治した。大胸筋翻転皮弁の不成功の大きな原因としては抗血栓療法を中止しなかったことによる多量の皮下血腫形成であると考えている。

　PGAシートはポリグリコール酸が重合したもので，Vicryl® などの吸収性縫合糸の素材である。気胸手術などの呼吸器外科分野で以前より用いられている。近年は内視鏡的粘膜下層剥離術における粘膜欠損被覆法にも用いられている[1]。

　PGAシートとフィブリン糊による膜（glue and polyglycolic acid 膜；GAP膜）を研究した寺坂ら[2]は，術後のPGAシートは約1ヶ月で加水分解され始め強度が低下し，膠原線維が間隙なく誘導され組織置換が行われると報告している。またGAP膜には2週間で膠原線維が膜全体に誘導されていたとも報告している。当科でも縫合不全に対し内視鏡的または経皮的に充填した奏効症例を何例か経験していた。本症例では，当初PGAシートとフィブリン糊を充填し，最終的にはPGAシートのみを使用し奏効した。縫合閉鎖した後は，少量排液はあったもののガーゼ交換を続けていくと次第に排液がなくなり治癒となった。

【参考文献】
1）滝本見吾 他：ポリグリコール酸シート（ネオベール®）とフィブリン接着剤を用いた粘膜欠損被覆法　臨床消化器内科28：1549-1554, 2013
2）寺坂俊介 他：生体適合性代用硬膜の基礎研究と臨床応用　Spine Frontier. 9：23-27, 2003

（田代耕盛, 武野慎祐, 河野文彰, 伊東　大, 七島篤志, 中村都英）

case 24 術後多岐にわたる合併症に難渋した食道胃接合部癌

症例 66歳，男性

主訴：特記事項なし（健診で指摘）
現病歴：201X年Y月　職員健診で上部内視鏡検査を行い，食道胃接合部に隆起性病変を指摘された。生検にて低分化腺癌と診断された。精査にて食道胃接合部癌 T1bN2M0 cStage II の診断となった。
既往歴：完全房室ブロック（201X-5年　ペースメーカー留置），無症候性心筋虚血（201X-5年　冠動脈ステント留置），高血圧，高脂血症
生活歴：喫煙：6年前より禁煙　20本/日×40年，飲酒：焼酎2・3合4日/週
上部消化管内視鏡検査：食道胃接合部直上から腹部食道にかけて2cm大の1型病変を認める（図1）。
胸腹部CT検査：主病巣の指摘は困難であった。縦隔リンパ節は腫大を認めないものの，腹腔内のNo.1, 7, 11pリンパ節に腫大を認めた。またNo.11pリンパ節は広く膵体部に接しており，直接浸潤が疑われた。その他，肺，肝などに遠隔転移を疑う所見を認めなかった（図2）。

　本症例では，腫瘍径はそれほど大きくはないものの，広範な腹部リンパ節腫大を伴っていたため，まず術前補助化学療法としてS1 + Oxaliplatin（以下SOX）3コース後手術の方針となった。

化学療法後上部消化管内視鏡検査：病変は一部平坦化（図1）
化学療法後胸腹部CT検査：No.1, 7リンパ節は縮小，No.11pリンパ節の大きさは変化なし（図2）。
　　治療効果判定としては，
　　　標的病変（No.11p）；SD
　　　非標的病変（原発巣（内視鏡像），No.1・7）；SD
　　　総合評価；SD
　　となり，食道胃接合部癌 EG 5型 cT1bN2M0 CT-cStage II と診断した。

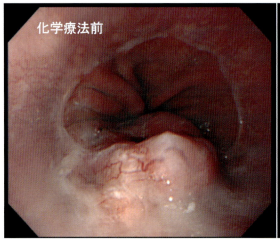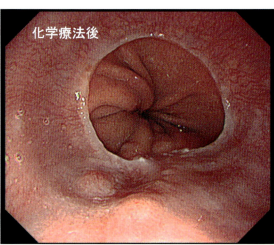

図1

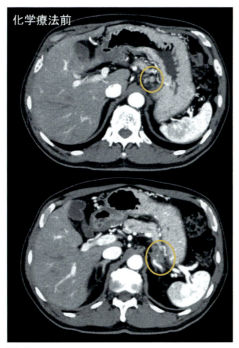
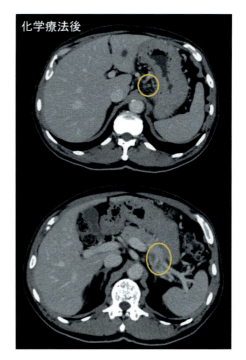

図2

治療方針は？手術術式は？

手術術式：腹腔鏡下下部食道・噴門側胃切除（再建；overlap法）＋膵体尾部切除＋腸瘻造設術。
郭清リンパ節（No.1, 2, 3, 7, 8a, 9, 11p, 11d, 19, 20）。
術後診断：食道胃接合部癌　EG type5 T1bN2M0 CT-sStage II。
PM0（術中迅速診断陰性）DM0 RM0 IM0 R0 CurB。

> **POINT　症例のポイント①**
>
> 本症例は, 病変の主座が食道胃接合部であり, 食道浸潤長は3cm以下であったことより, 上縦隔リンパ節への転移は低いと判断した。また, PET/CTを含めた画像診断にて縦隔リンパ節転移を疑わせる所見を認めず, 膵体部浸潤を認めるリンパ節転移を伴っているなど, むしろ腹腔内リンパ節転移が優勢であったため, 術式は, 腹腔鏡下下部食道・噴門側胃切除＋膵体尾部切除を施行した。術中迅速診断で食道断端陰性を確認した。

術後経過：術後早期の経過に問題を認めず, 術後1日目から腸瘻よりGFO投与開始, 2日目より半消化態栄養剤の投与を開始した。3日目早朝, 呼吸困難および腹部全体の疼痛が出現した。

検査所見：WBC 1000/μl, Plt 90000/μl, AST 1506, ALT 1448, ALP 338, CRP 15.87, pH 7.187, pCO$_2$ 55.3mmHg, pO$_2$ 54.3mmHg, HCO$_3^-$ 20.2mmol/L, BE -8.3mmol/L, Lac 4.7mmol/L

腹部CT検査：肝内門脈気腫, 肝左葉部分虚血, 上部空腸壁内ガス像を認め, 上腸間膜動脈主要分枝の分岐部狭窄などの異常所見は認めなかったため, 非閉塞性腸間膜虚血症（NOMI）が強く疑われた（図3）。

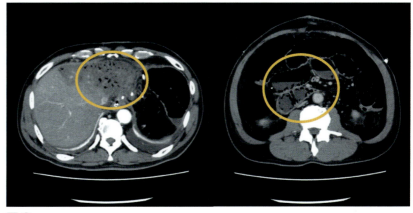

図3

治療方針は？

手術術式：小腸部分切除＋空腸瘻造設＋粘液瘻造設術
術中所見：腸瘻刺入部より約 50cm の空腸で，漿膜面より壊死が疑われた．肝外側区域は暗赤色にて虚血が疑われたが，観察にとどめた（**写真 1**）．術中所見にて，病変が十二指腸までを含んだ上部小腸に連続して限局しており，分節状でなかった点は NOMI としては非典型的であったが，病理診断は NOMI に矛盾しないとのことであった．

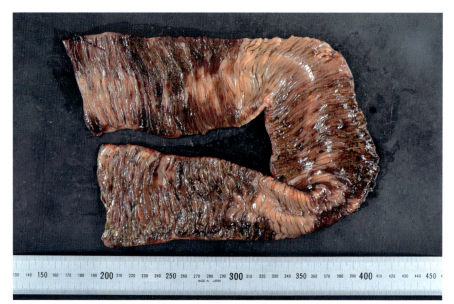

写真 1

POINT 症例のポイント②

NOMI は腸間膜血管主幹部に器質的な閉塞を伴わないにも関わらず，分節状，非連続性に腸管の血流障害をきたす病態である．発症要因として，心不全，ショック，不整脈，低心拍出量などであるが[1]，それらの危険因子に加え，高浸透圧・高流量の経管栄養剤の腸管内への流入が術後早期の NOMI の発症に関与すると考えられている．本症例は，完全房室ブロック，無症候性心筋虚血もあり，危険因子があるところに経腸栄養が関与し NOMI を発症した可能性がある．本症例は，空腸を中心とし広範囲に壁内ガスとそれに伴う肝内門脈気腫症を認め，循環動態も不安定な状態であった．救命目的で，緊急開腹手術を行うこととした．

術後経過：ICU にて，気管内挿管による人工呼吸器管理，ノルアドレナリン，バソプレッシンによる循環管理，持続的血液濾過透析，PMX によるエンドトキシン吸着療法を行った．術後 1 日目右胸水の増加あり，ドレナージにて膿性排液を認め，縫合不全に伴う右胸腔内穿破が疑われた．翌 2 日目には左胸腔穿刺にて茶褐色混濁した胸水を排液したが，その後徐々に性状は漿液性となり，排液量も減少した．しかし術後 8 日目再び排液量の増加とともに混濁が強くなった．
血液検査所見：WBC 18700/μl, Plt 80000/μl, AST 24, ALT 84, ALP 313, CRP 25.72, pH 7.42, pCO_2 41.1mmHg, pO_2 74.1mmHg, HCO_3 26.3mmol/l, BE 2.2mmol/L, Lac 1.0mmol/L
透視検査：吻合部から両側胸腔内への造影剤の漏出を認めた（**図 4**）．
胸部 CT 検査：両側胸水，胸膜の肥厚を認めた．特に右胸腔内には被包化胸水を認め，内部に air が認められ膿胸の可能性が示唆された．肝外側区域の低吸収域は改善し，門脈ガスは消失していた（**図 5**）．

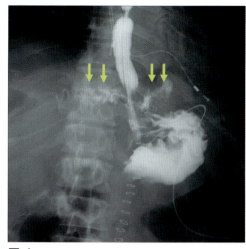
図4

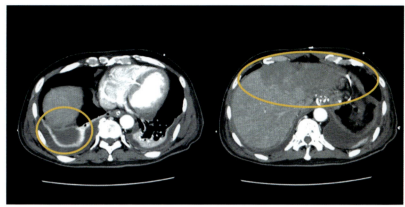
図5

診断：食道胃接合部癌　下部食道・噴門側胃切除，膵体尾部切除後
小腸壊死術後，縫合不全に伴う両側膿胸
この段階で，永久標本の最終病理診断にて食道断端陽性であると判明した。

治療方針は？
1. 両側胸腔ドレナージ，胃管ドレナージによる保存的治療
2. 食道ステント留置による保存的治療
3. 残胃切除，胸部食道切除，有茎空腸による胸壁前経路再建
4. 残胃切除，胸部食道切除，頸部食道瘻造設（二期的再建）

　この時点における治療方針の決定にはかなり苦慮した。縫合不全に伴う両側膿胸は，ドレナージなどの保存的加療でも治癒する可能性もあると考えられたが，治癒には長時間を要することと，食道断端の癌遺残に対するその後の再手術が極めて困難となることが予想された。そのため，侵襲は大きくなるが全身状態が比較的保たれている現時点で緊急手術を行うこととした。食道断端の癌遺残に対して，胸部下部食道の追加切除が必要であるものの，一期的な胸腔内再建は困難と判断し，二期的な再建手術を行う方針とした。右開胸にて胸部食道を全摘し，胸腔内洗浄ドレナージ後，頸部食道瘻造設術，開腹残胃切除を施行した。この際，残存小腸に問題のないことを確認した。

術後経過：初回手術後11日目より39度の発熱が出現，炎症所見が遷延した。膿胸が原因と考え初回手術後13日目に開胸ドレナージを行ったが膿は認めず胸腔内は血腫のみであった。数種の抗生剤の投与を継続し改善を図っていたが，28日目に多量の血性水様性の下痢を認めた。腹部CTにて小腸出血が疑われたため，同日血管造影施行。回腸末端の動脈性出血を認めたため，IVRにて責任血管の塞栓術を行い止血した。しかし，31日目に再び下血があり，大腸内視鏡検査を施行した。回腸末端に白苔を伴う打ち抜き潰瘍を認めた（図6）。

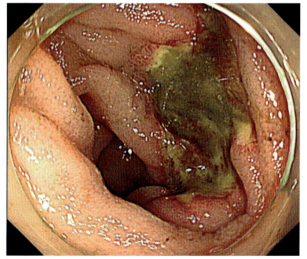
図6

診断は？

> **POINT 症例のポイント**
>
> 本症例では大腸内視鏡にて回腸末端に単発性の潰瘍を認め，同部が出血源であった。C7-HRP 陽性であり，サイトメガロウイルス（CMV）感染症による回腸末端潰瘍と診断した。
> CMV 感染症は全消化管に大小様々な潰瘍性病変を形成する。"打ち抜き潰瘍"が典型的で，境界明瞭で断崖状に下掘れする本症例も同様の所見であった。腸管 Behçet/ 単純性潰瘍と CMV 感染症が鑑別にあがるが[2]，本症例は C7-HRP 陽性であったことより CMV 腸炎と診断した。

治療方針：ガンシクロビル投与にて徐々に状態改善認め，術後 79 日目，C7-HRP の陰性化を確認し，消化管再建術を行った。

手術術式：食道再建（胸壁前経路　有茎空腸（内胸動静脈血行再建）＋腸瘻造設）
術後経過：術後 111 日目に水分開始，術後 119 日目に食事開始，術後 129 日目にリハビリ転院となった。

最終診断：食道胃接合部癌　EG type5 pT2N2M0 CT-pStage Ⅲ
　　　　　　tub2, int, INFb, ly2, v2, PM0, DM0, RM0, IM0, R0 CurB

▶ 考　察

食道胃接合部癌に対し，化学療法後，下部食道・噴門側胃切除＋膵体尾部切除したが，術後小腸壊死，縫合不全とそれに伴う膿胸など多彩な合併症を認めた症例であった。全身状態不安定な中，初回手術時の食道断端が術中迅速診断で陰性であったが，永久標本にて断端陽性と判明し，治療方針に苦慮した。過大侵襲となる可能性があったが，根治を目指し，胸部食道切除＋胃管切除＋頸部食道瘻造設術を施行した。その後もサイトメガロウイルス感染症を発症したが，治療に反応し，食道再建術まで行うことができた。

【参考文献】
1) 鈴木修司 他：非閉塞性腸管虚血（non-occlusive mesenteric ischemia：NOMI）の診断と治療. 日腹部救急医会誌 35：177, 2015
2) 吉田雄一郎 他：図説「胃と腸」所見用語集 2017 画像所見「全消化管」打ち抜き潰瘍（punched out ulcer）. 胃と腸 52：677, 2017

（砂河由理子，小林慎一朗，金高賢悟，江口　晋）

case 25 胸部食道癌術後の胃管壊死

症例 65歳，男性

主訴：嚥下時疼痛

現病歴：201X年Y月から嚥下時の咽頭痛を自覚し，感冒と判断し近医を受診した。GERDを疑われ，PPIを処方され経過観察となった。その後，Y＋1月には嗄声が出現し，増悪緩解するようになったため，前医を受診した。上部消化管内視鏡検査で門歯列より27cmに浅い潰瘍を伴う隆起性病変を指摘された。生検にて中分化型扁平上皮癌の診断となり当院紹介となる。

既往歴：左人工股関節置換術後，高血圧症

生活歴：喫煙：30本/日（18-58歳），飲酒：ビール1缶＋焼酎お湯割り3-4杯/日

血液生化学検査：異常なし

腫瘍マーカー：SCC 0.8ng/mg，CYFRA 1.76ng/ml

心・肺機能検査：特記すべき所見なし

上部消化管内視鏡検査：門歯列より28-33cmに2型の腫瘍を認め，その周囲に浅い0-IIcを認める。深達度はT2。

CT検査：胸部中部食道に壁肥厚あり，周囲臓器への浸潤の所見なし（T2）。明らかなリンパ節，遠隔転移なし。

PET-CT検査：胸部中部食道の壁肥厚部位に集積あり。明らかなリンパ節，遠隔転移を示唆する集積はない。

以上の検査所見からcT2N0M0 cStage IIの胸部中部食道癌で術前化学療法の適応と判断した。5-FU/CDDP療法（5-FU：800mg/m^2，CDDP：80mg/m^2）を2コース施行した。2コース施行後の評価で原発巣は著明に縮小し，CT，PET-CTでもリンパ節転移や遠隔転移の所見はなく，ほぼCRに近い状態となった。根治的放射線化学療法と根治手術を提案し，根治手術を希望された。

胸腔鏡下食道亜全摘，胸骨後経路による細径胃管を用いた食道再建，3領域リンパ節郭清を施行した。手術直後，軽度頸部の拡張を認めたが経鼻胃管吸引で改善した。術後胸写（**図1A**）も問題なかった。手術当日は抜管し，ICUにて経過観察とした。術後1日目，ICUより一般病棟へ転棟，背部痛があるが，ペンタジン投与でコントロール可能であった。術後1日目の胸写を示す（**図1B**）。術後2日目になり背部痛が強くなり，ペンタジン投与でコントロール不能となると同時にショックバイタルとなった。胸腔ドレーンより異臭を伴う暗赤色の排液を認めた。緊急に胸部X線撮影（**図1C**）とCTを施行した（**図2A，B**）。

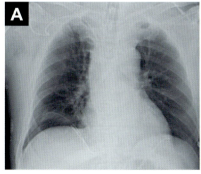
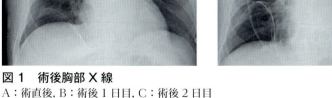
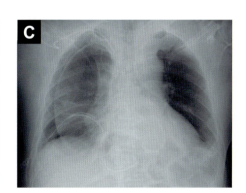

図1 術後胸部X線
A：術直後，B：術後1日目，C：術後2日目

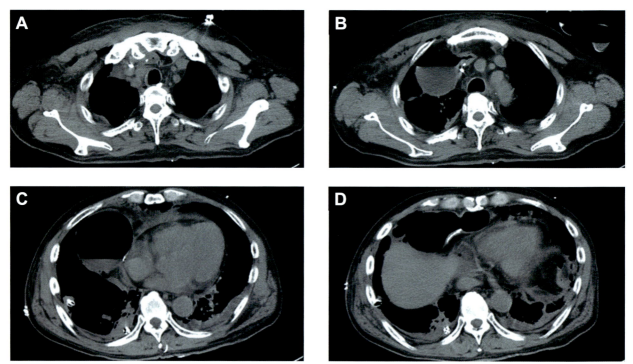

図2　術後2日目の緊急CT所見
A：吻合部肛門側，B：頭側の捻転部，C：細径胃管が胸腔内に変位，D：腹側の捻転部
胸腔内に捻転した細径胃管がある位置（B, C）では小彎側のステープルラインが胃管左側に位置している。

診断と治療は？

　CTで，挙上細径胃管が右胸腔内に変位し拡張することで180°反時計回転に捻転をきたし，血流障害から壊死，穿孔，膿胸，縦隔炎が生じたと診断し，緊急手術を行った．頸部の創を開くと，壊死に陥った細径胃管が確認された．吻合部を切離し，胸骨後経路に挙上していた細径胃管の抜去を行ったところ，2カ所捻転を生じた部位が確認され，肛門側捻転部位から口側の細径胃管が壊死をきたしていることがわかった（**図3**）．壊死に陥った胃管を部分切除し，縦隔・右胸腔洗浄ドレナージ，食道瘻造設術，経胃空腸瘻造設術を施行した．

　術後経過は縦隔炎，胸膜炎，肺炎呼吸不全が遷延した．術後5日目には右膿胸が出現し，穿刺ドレナージを施行した．術後15日目には気管切開を行い，術後17日目に人工呼吸器を離脱した．術後23日目に左膿胸が出現し，穿刺ドレナージ施行．術後25日目に右膿胸は改善したと判断し，胸腔ドレーンを抜去した．これ以降，徐々に感染症は制御され，呼吸不全も改善していった．しかし長期臥床による廃用性障害のため離床はほとんどできておらず，栄養管理とリハビリを行いながら，自立歩行ができる状態になるまで，徐々に全身状態を上げていった．術後49日目に再建術を行うこととなった．

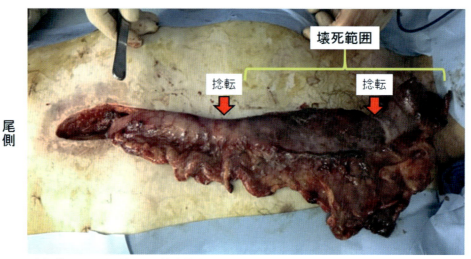

図3　胸骨後ルートより細径胃管を抜去した時点での細径胃管の所見

再建法は？　1. 遊離空腸　　2. 右側結腸　　3. 左側結腸

　緊急手術時に温存した胃管を胸壁前経路で可能な限り挙上しておいた。食道断端と挙上胃管との距離は約15cmとなったため，再建を遊離空腸で行う方針とした。仮に残胃が胸壁前に挙上できず，食道断端と距離があった場合は，右側結腸による再建を計画していた。遊離空腸による食道再建術後の経過は，術後12日目に左前胸部に皮下膿瘍を認めたものの，穿刺ドレナージにて改善した。術後13日目には空腸瘻が不要となるまで経口摂取が可能となり，術後26日目に自宅退院となった。現在，術後11カ月で無再発生存中である。

考察

　術後2日目に細径胃管の壊死・穿孔により，右膿胸，縦隔炎となった症例を経験した。本症例の再建胃管が右胸腔内に変位した原因として，胸骨経路作製時に右壁側胸膜の損傷をきたし，胸骨後腔と右胸腔が交通した可能性が高いと推測される。当時の手術手順では胸骨後経路作製時は用手とスパーテル（腸ベラ）によりブラインドで剥離を行う操作であったので，剥離が右側にずれ右胸膜を損傷していたことがわからなかったと考えられた。さらに本症例では食道－胃管吻合後に腹部側から胃管をけん引することでたるみをとっていなかった。たるんだ挙上細径胃管が胸骨後経路内から胸腔内に落ち込みやすい状況にあり，これにより陰圧の右胸腔内に細径胃管が引き込まれ，飴袋のように捻転したと考えられた。同様の機序で胃管壊死を来した症例は医中誌，PubMedで「胃管壊死」，「gastric tube necrosis」のKey Wordで検索したが，術後6カ月目に左胸腔に胃管が落ち込み壊死をきたした症例報告[1]がある以外は認めず，比較的稀な合併症と推測される。
　食道切除再建術は他の消化器がん手術と比較して手術操作・手順の量が多く，手術時間も長くなるため，胃管再建時には集中力や注意力が散漫になる可能性がある。当院では本症例以降，注意すべき点を確認事項としてまとめチェックリストを作成した。現在，手術時にはこのチェックリストを確認することで再発予防を行っている。

POINT 症例のポイント

＜反省点＞
胸骨後経路作製時に右胸膜を損傷していたことがわからなかった。
胃管挙上の際の胃のたるみ，ねじれの有無に対する確認が不十分であった。
術直後の胸写で経鼻胃管がねじれており，十分に胃管内を減圧できていない状態であったことを認識できていなかった。
術後1日目の胸写で再建胃管の拡張していることを認識できていなかった。

＜改善点＞
胸骨後経路作製時に鏡視下で右胸膜を損傷の有無を確認する。
胃管挙上後，術者，助手の全員で胃のたるみ，ねじれの有無，経鼻胃管の位置を確認する。
レントゲン上，胃管拡張の所見があったら内視鏡や再手術などの緊急対応をする。

【参考文献】
1) 笹田伸介 他：食道癌切除術後6カ月目に再建胃管壊死を来した1症例：日消外会誌 40：1565-1569, 2007

（吉永敬士, 楠元英次, 橋本健吉, 楠本哲也, 坂口善久, 池尻公二）

case 26 自殺企図による台所用漂白剤飲用にて生じた頸部食道穿孔

症例 69歳, 女性

現病歴：10年来のうつ病加療歴がある。台所で嘔吐し, 意識不明の状態で家族に発見され, 当院へ救急搬送となった。アルカリ性台所用漂白剤の容器が近くにあり, 自殺企図にて服用したと考えられた。

既往歴：自律神経失調症, 睡眠障害

生活歴：喫煙：なし, 飲酒：なし

血液生化学検査：WBC 18000/μl, RBC 435×10^4/μl, Hb 14.1g/dl, Plt 31.8×10^4/μl, TP 5.9, Alb 3.5, BUN 13.1, Cre 0.53, AST 33, ALT 15, CRP 0.0

血液ガス検査：pH 6.98, pO_2 80.9mmHg, pCO_2 116mmHg, $HCO3^-$ 27mmol/L, BE -5.1mmol/L

来院時現症：JCS 300, 体温 35.1℃, 脈拍 135/分, 血圧 204/118 mmHg, SpO_2 86%（BVM O2 15L）, 呼吸数 20回/分。

身体所見：前頸部に出血斑と皮下気腫を認め, 口唇から下顎にかけて化学熱傷痕を認めた（図1）。

CT検査：頸部から縦隔にかけて著明な気腫を認めた（図2A, B）。搬送時のアンビューバックによる換気で食道穿孔部から皮下, 縦隔へ気腫が拡がったと考えられる。胸部食道壁は全周性に肥厚していた。左肺下葉に気管透亮像を伴う浸潤影を認め, 誤飲による高度な肺炎を疑った（図2C）。

穿孔部の確認のため, 上部消化管内視鏡検査を行った。

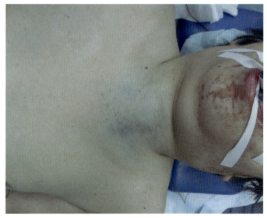

図1　頭頸部皮膚所見

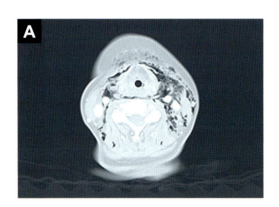
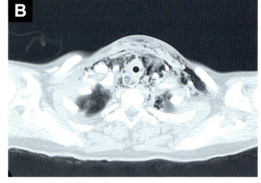
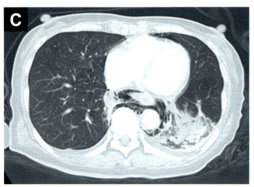

図2　CT検査
A, B：皮下気腫, C：左肺下葉の肺炎像

上部消化管内視鏡検査：喉頭浮腫が著明で，食道入口部左右後壁に穿孔部を認めた（図3A）。中部食道まで全体に暗黒赤色，下部食道は灰白色から淡紅色を呈しており，腐食性食道炎の所見であった。胃弯隆部から体部にかけて全体に粘膜面が暗赤色であったが，伸展は良好であった（図3B）。前庭部から十二指腸球部後部まではごく軽度の浮腫がみられるのみであった（図3C）。

以上の所見から，#1. 腐食性食道炎　#2. 頸部食道穿孔　#3. 頸部縦隔気腫　#4. 誤嚥性肺炎　#5. 喉頭浮腫と診断した。意識障害を認め，酸素化不良であったため気管挿管を行った。

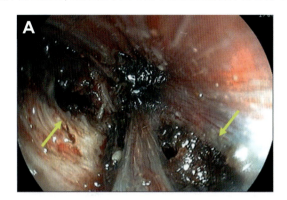
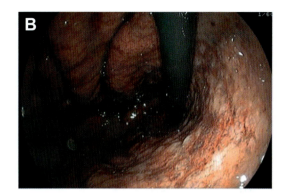
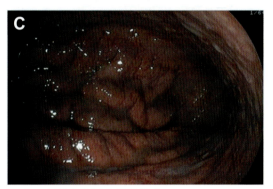

図3　上部消化管内視鏡検査
矢印が穿孔部

治療法は？

1. 保存的治療　2. 頸部食道穿孔部閉鎖・ドレナージ術　3. 咽喉頭食道全摘術

> **POINT　症例のポイント**
>
> 　腐食性食道炎の初期対応の原則は，呼吸循環管理を中心とした保存的治療で救命を第一に行うことである。急性期には今後進行する壊死腐食巣の範囲や瘢痕狭窄の範囲が同定できないため，緊急手術を行うと吻合部に関連した術後合併症の発症頻度が高い。このため，状態が安定し，腐食病変の瘢痕化が完成した時期に根治術を行うのがよいとされる。
> 　本症例は，精神疾患の加療中の患者が自殺企図によるアルカリ性洗剤を服用した症例である。受診時，気道狭窄と肺炎による呼吸機能障害を認めたため挿管管理とした。頸部食道の穿孔により縦隔炎も伴っていたため，洗浄ドレナージは最低限必要である。下部食道まで変色していたが，胃の粘膜障害は軽度であった。縦隔気腫の原因となる穿孔は頸部食道のみに限局しており，保存的に閉鎖する可能性があった。また，今後狭窄が進行する可能性があり，長期間の絶食が予想されたため小腸瘻を造設した。

手術所見：頸部アプローチにて施行。頸部食道周囲には凝血塊を認めた。頸部食道左外側に2cm，右側に1cmの穿孔部を認め，いずれも吸収糸で全層結節縫合した。十分に洗浄し，両側上縦隔，頸部食道背側にドレーンを留置した。小腸瘻を造設して手術を終了した（図4）。

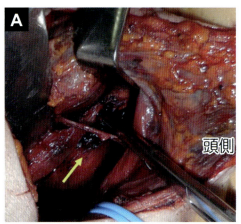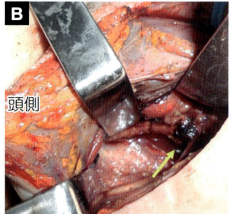

図4　食道穿孔部の手術所見
A：左食道，B：右食道（矢印：穿孔部）

術後経過：術後3日目に人工呼吸器から離脱したが，術後5日目に過鎮静によるCO_2ナルコーシスを認め，再挿管を要した。術後6日目の喉頭鏡検査では，口腔から咽頭喉頭にかけての粘膜障害があり，白苔の付着と肉芽形成を認めた（図5）。気道狭窄の可能性が高く気管切開を行った。

術後3週間目の上部消化管内視鏡検査では，食道入口部が狭窄しており，その先は観察不可能であった（図6）。術後3ヶ月目の上部消化管内視鏡検査では，中咽頭に瘢痕が多発しており，披裂部は伸展不良で，線維性癒着が高度で入口部は完全に閉塞しており，管腔の確認は不能であった（図7）。その後，療養先で長期入院中であったが，22ヶ月の経過の中で小腸瘻チューブが繰り返し閉塞するため外科的治療を検討することとなった。

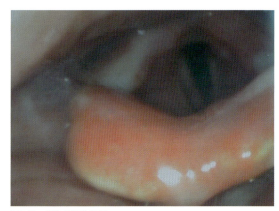

図5　喉頭鏡検査

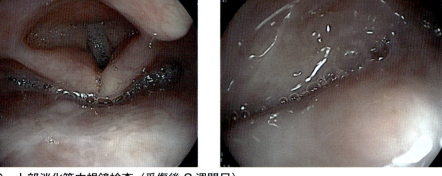

図6　上部消化管内視鏡検査（受傷後3週間目）

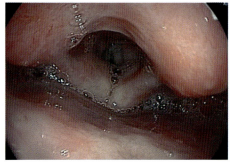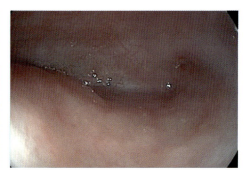

図7　上部消化管内視鏡検査（受傷後3か月目）

術式は？　1. 咽喉頭食道全摘・再建　　2. 食道バイパス術　　3. 胃瘻造設術

　精神状態が安定していないことから，現時点では根本的な治療は行えていない。経口摂取への強い欲求はなく，小腸瘻での日々の生活を受容していたことからも，経管栄養の投与経路変更として胃瘻造設術を施行した。

> ▶ **考　察**
>
> 　腐食性食道炎をきたした場合，外科手術として食道切除再建術が選択されることもある。アプローチとしては開胸，胸腔鏡，非開胸抜去など，習熟した方法で行えばいいと考えられるが，アルカリ性製剤では組織障害の深達度が深く，周囲に炎症が波及しやすい。穿孔を来すほど重篤であった本症例でも，周囲組織への炎症の波及から高度の癒着も予想される。よって胸部食道を切除する場合には，鏡視下や抜去ではなく右開胸アプローチを検討していた。本症例では，食道入口部の完全閉塞と披裂部の進展不良を認め，咽喉食摘が必要となると考えられた。また，再建臓器としての胃の粘膜障害は，受傷直後は軽度であったものの，遅発性に障害が進んでいる可能性もある。その後の状態確認のために胃瘻からの胃内観察も検討できる。なお，胃が使用できなければ結腸再建を考慮する。
> 　また，経口摂取を目的にバイパス術を選択することもあるが，腐食性食道炎が軽快して 30 年たっても 1.4-5.5％ 程度と高い確率で発癌する可能性があり[1]，年齢や全身・精神状態も考慮し術式を検討する必要がある。
> 　なお，腐食性食道炎は，基礎疾患に精神疾患を併存している場合が多く，同疾患への対処も必要である。本症例では精神状態が安定していないため，咽喉食摘，結腸再建など高度な侵襲を伴う手術が可能かどうかの判断が難しかった。

【参考文献】
1) 松村英樹 他：腐食性食道炎の 3 例.日臨外会誌 76：714-719, 2015

（吉田倫太郎, 定永倫明, 野中謙太朗, 本坊拓也, 松浦　弘）

case 27 腐食性食道炎による胸部中部食道穿孔

症例 67歳，男性

現病歴：消毒液の誤飲

現病歴：アルコール依存症，双極性うつ病で近医を定期受診中であった．自宅で飲酒後，消毒液オスバンS（ベンザルコニウム塩化物，弱アルカリ製剤5mg, 10%原液50ml）を誤飲後，咽頭痛と呼吸苦が出現し近医を受診した．喉頭浮腫が著明であり，近医にて緊急気管切開後，当院へ救急搬送となった．

既往歴：アルコール依存症，双極性うつ病

家族歴：特記事項無し

生活歴：喫煙：10本/日，飲酒：機会飲酒

血液生化学検査：WBC 12700/μl, Hb 14.3g/dl, Plt 18.9万/μl, CRP 2.1, γGTP 165

胸部X線：頸部から胸部にかけて皮下気腫を広範に認めた（図1）．

上部消化管内視鏡検査：咽頭・喉頭は浮腫性変化をきたしており声門は狭小化していた．胸部中部食道に穿孔を認めた（門歯からの距離は測定されていなかった）．食道入口部から胃噴門部まで全周性に粘膜表層の脱落を認め，出血し腐食性変化を認めた（図2A, B, C, D）．

胸腹部造影CT検査：頸部から胸部にかけて，皮下気腫と縦隔気腫を広範囲に認めた．両側気胸を認めた（図3A, B）．来院後，左胸腔ドレーンを挿入し脱気を行った．気管支鏡検査を行ったが異常所見はなかった．

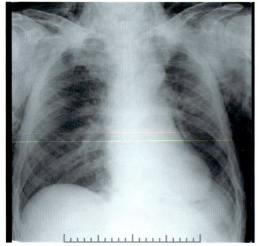

図1 胸部X線

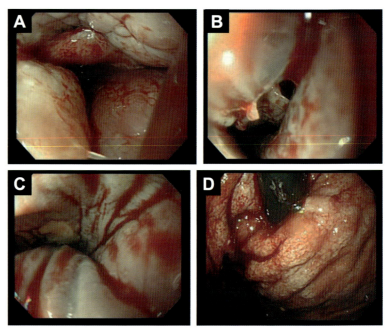

図2 上部消化管内視鏡検査
A：咽頭，B：胸部中部食道（穿孔部），C：胸部下部食道，D：胃噴門部

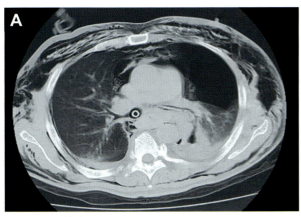
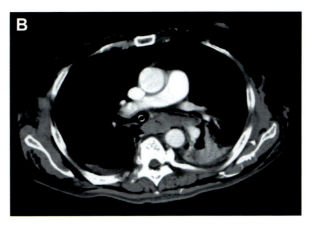

図3 CT検査

以上の検査結果から ①腐食性食道炎（喉頭・胃穹窿部を含む） ②食道穿孔（胸部中部食道を疑う）と診断した。

治療法は？　1. 食道切除再建術　2. 食道切除・食道瘻造設　3. 縦隔ドレナージ

POINT 症例のポイント①

　アルカリ製剤飲用による咽頭から胃噴門部を含む広範な腐食性食道炎で，胸部中部食道穿孔をきたした症例である。食道穿孔のない腐食性食道炎の場合はまず，絶食・PPI・抗生剤点滴による保存的加療を行うが，本症例ではすでに食道穿孔をきたしており縦隔炎・敗血症への移行が危惧されたため，食道切除・縦隔ドレナージを行うこととした。しかしながら，咽頭喉頭・胃穹窿部を含む広範な腐食性食道炎であったため，どの部位で食道切離するかが問題となった。

　右開胸アプローチにて，食道を全周性に剥離後，横隔膜直上で食道を離断した。頸部より食道を引き出し穿孔部を観察するも確認できなかった。さらに色素水を食道に充満したが漏出はなく，穿孔部の同定は不可能であった。口側食道の比較的色調のいい部位を残し，皮下を通して前胸部食道瘻を造設した。さらに小腸瘻を造設した。手術時間　285分、出血量　160ml（図4A, B）。

　術後3日目の上部消化管内視鏡検査では，咽頭・喉頭は浮腫状であり潰瘍を認めた。
　声門は狭小化していた。粘膜は腐食しており易出血性であった（図5A, B）。
　術後16日目，胸壁前の皮下にルート変更した遺残食道の肛門側約20cmに壊死を認めた（図6A）。

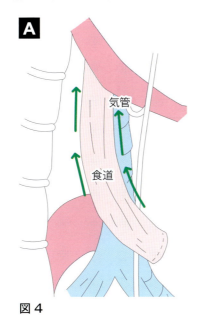
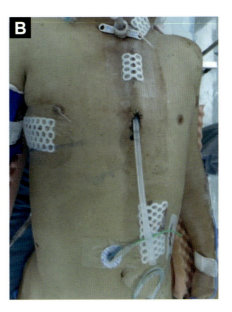

図4

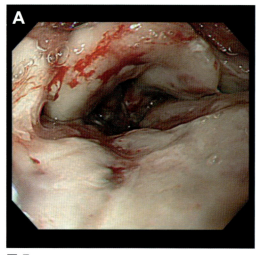
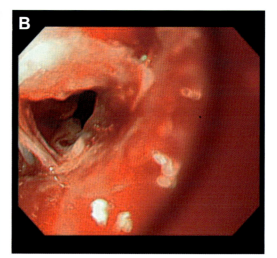

図5

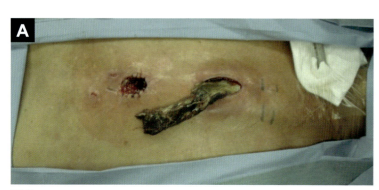
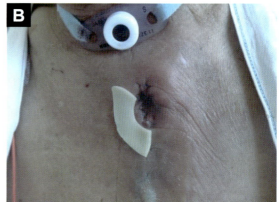

図6

治療法は？　1. 遺残食道切除再建術　2. 遺残食道切除・食道瘻再造設

　経口内視鏡で術前に正常な粘膜面を観察し切離ライン予定部をマーキングした（**図6B**）。マーキング部の高さで壊死食道を切除した後に，前胸部食道瘻再造設を施行した。

　術後は順調に経過し，術後30日目に上部消化管内視鏡検査を施行した。咽頭・喉頭・遺残食道の粘膜面の腐食性変化は改善していた（**図7A, B, C**）。

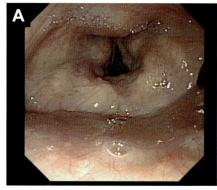
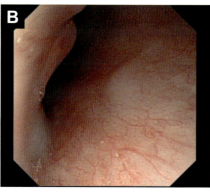
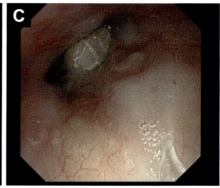

図7

　咽頭・喉頭浮腫が改善したのを確認後，気管切開部も閉鎖し，術後65日目に胸壁前経路にて胃管再建術を施行した。

POINT 症例のポイント②

術後 16 日目に遺残食道の肛門側に壊死が顕在化し，遺残食道切除・食道瘻再造設を行った。切除した遺残食道の病理学的所見では，食道壁は全層性に凝固壊死していた。皮下にルート変更しておいたことによって壊死部の境界が確実に確認できたことに加え，容易に食道の壊死部を追加切除できた。

考 察

Rosenow らは，腐食性食道炎の内視鏡所見を I 度（充血，浮腫，粘膜表面の潰瘍），II 度（紅斑，水疱形成，フィブリンの浸出を伴う表面潰瘍），III 度（表皮の脱落，深い潰瘍，肉芽組織の存在）に分類している。また高度の変化として黒色粘膜を呈した場合には腐食による穿孔とともに，壊死に陥った粘膜から浸透した薬物が腹腔内に到達し化学性腹膜炎をきたすことが報告されている[1]。本症例ではIII度であり十分穿孔しうる病変であったことがいえる。

腐食性食道炎の病期分類では，①急性壊死期（受傷後 1〜4 日）②潰瘍・肉芽形成期（受傷後 10〜12 日）③瘢痕狭窄期（受傷後 3 週間以降）に分けられる[2]。本症例では，16 日目に遺残食道切除・食道瘻再造設を行ったが，この時期は潰瘍肉芽形成期以降の創傷治癒期であり，食道の壊死部を判別する時期としては適切であった可能性がある。

本症例は，穿孔性腐食性食道炎と診断されたものの穿孔部の確認が不可能であった。第 1 回目の手術で食道を極力長く残し皮下にルート変更し前胸部食道瘻を造設することによって，肉眼的に遺残した食道の壊死の確実な評価が可能となり，第 2 回目の手術が適切な時期に追加切除が容易に施行可能であった。再建時においても状態の良い食道が長く残っていることで，胃管に代表される再建臓器の血流が良好な位置での吻合が可能となるなど，本治療法は同疾患に対する有効な外科的手術療法であったと考える。

【参考文献】
1) Rosenow EC III, et al：Chemical burns of the esophagus. In：The Esophagus. Edited by WS Payne, Olsen AM, Philadelphia, ka and Febiger, 39, 1974
2) 森 義之 他：アルカリ洗剤飲用による腐食性食道炎，胃炎の瘢痕性狭窄に対して保存的に改善した 1 例. 日腹部救急医会誌 25：555-561, 2005

（山名一平, 武野慎祐, 槙 研二, 島岡秀樹, 山下裕一, 長谷川傑）

case 28 穿孔性腹膜炎術後に発生した難治性食道狭窄

症例 16歳, 女性

主訴：食事の通過障害

現病歴：16歳としては身長147cm体重36kgと小柄でAlb3.3と軽度低値であり, 栄養障害が示唆される症例であった。朝9時からの嘔吐と腹痛を主訴に前医を受診後, 同日17時に当院へ救急搬送された。精査でイレウスによる小腸穿孔と汎発性腹膜炎と診断された。搬入時に血圧は点滴全開投与で77/36mmHg 脈144回/分と敗血症性ショックの状態であった。同日緊急で手術を施行した。開腹所見として大量の汚染腹水を腹腔内全体に認め, 汎発性腹膜炎の状態であった。穿孔した小腸を15cm部分切除し, 漿膜損傷を複数カ所補修した。腹腔内を十分に洗浄しドレナージチューブを留置した。術後も敗血症性ショックが持続してエンドトキシン吸着療法を施行し, 人工呼吸管理は5日間必要であった。術後7日目に食事を開始したが, 術後11日目に嘔吐が出現した。

既往歴：Hirschsprung病に対して生後3日目から複数回に渡って手術を施行されていた。幼少時から吻合部狭窄や癒着にてイレウスを繰り返していた。

理学所見（術後11日目）：血圧90/51mmHg, 脈73回/分, 体温37.0℃, SpO$_2$ 98%（room）, 呼吸数15/m, 腹部平坦軟, 圧痛なし。

血液生化学検査：WBC 8110/μl, Hb 10.7g/dl, Plt 8.41x10^4/μl, AST 47.0, ALT 79.0, BUN 5.4, Cr 0.45, CRP 1.30

上部消化管内視鏡検査：門歯列より26cmから白苔を有する発赤調の粗造粘膜を認め33cmの位置には高度狭窄を認め細径の内視鏡が通過しない（図1）。

CT検査：胸部中部から下部食道にかけて全周性の浮腫状壁肥厚がみられる（図2）。

上部消化管造影検査：胸部中部から下部食道にかけて全長7cmの辺縁なだらかな高度狭窄がみられる（図3）。

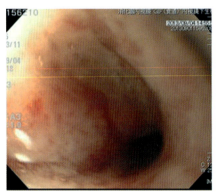
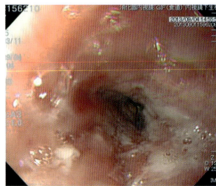
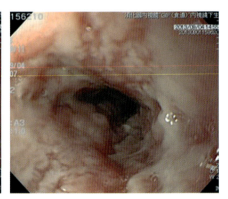
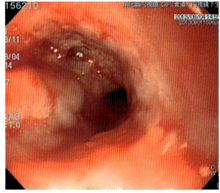
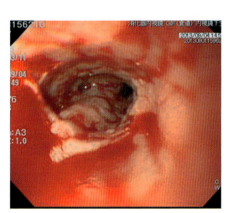

図1　上部消化管内視鏡検査

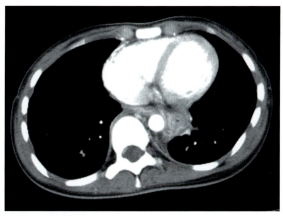

図2　CT検査

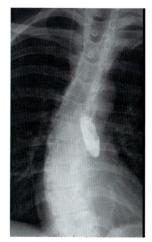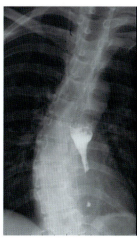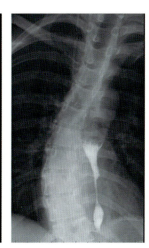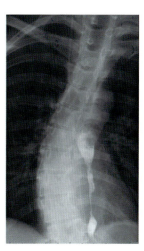

図3　上部消化管造影検査

病態：穿孔性腹膜炎術後に出現した原因不明の食道狭窄。

診断は？　1. 逆流性食道炎　　2. 外傷性・腐食性食道炎　　3. 感染性食道炎　　4. 食道腫瘍

POINT 症例のポイント①

　若年症例であることと，CTでは周囲臓器への浸潤傾向は無く，透視でも辺縁なだらかな病変であったため腫瘍性病変は積極的には疑わなかった。Hirschsprung病との関連性は報告されていないが，容易に敗血症性ショックに陥ったことや口腔カンジダを発症しやすいなどから，後に小児免疫の専門医から部分的免疫不全の可能性が指摘された。今回は汎発性腹膜炎で全身状態が悪い状況が続いた後に続発した食道狭窄であり，免疫力低下に伴う感染性食道炎を考慮して各種感染症に対する血液検査と上部消化管内視鏡による組織生検を施行した。

各種感染症に対する血液検査：プロカルシトニン：0.06ng/ml　β-Dグルカン：51.8pg/ml
　カンジダ抗原（−）　アスペルギルス（−）　IgG-CMV：49.0（＋）U/ml　IgM-CMV：0.93（±）RFV
　CMV-C7-HRP（−）　CMV-C10/C11（＋）　CMV（CF）：16倍　HTLV-1（−）　IgG-HSV（−）　IgM-HSV（−）
　CD4：46.9%　抗HIV抗体（−）（CMV：サイトメガロウイルス）

上部消化管内視鏡による組織生検：ハローを伴う核内封入体と胞体内封入体を持つ大型細胞，抗CMV抗体による酵素抗体法で陽性の変性した細胞を認めた（図4）。

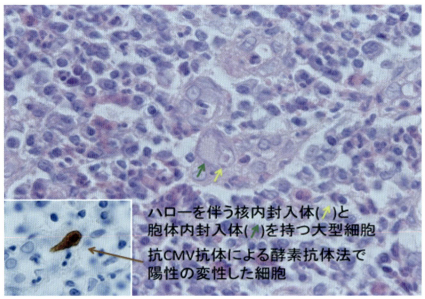

図4 生検組織の病理結果

以上の検査結果から，CMV食道炎による食道狭窄と診断された。

POINT 症例のポイント②

CMVによる消化器病変は全消化管に発現する可能性があるが大腸，胃，食道に多いとされている。通常はAIDSなどの免疫不全患者に発症することが多い。本症例では先天性免疫不全を伴っていた可能性が考えられ，汎発性腹膜炎による全身状態の低下が引き金となり日和見感染症を発症したものと考えられた。

本症例では，CMVに対してガンシクロビルの全身投与と食道狭窄に対してバルーン拡張術を繰り返し施行した。

臨床経過：CMV食道炎狭窄の診断確定からガンシクロビルを5週間投与して血清学的にCMVは陰性となった。一方で3か月に渡って合計9回の上部消化管内視鏡によるバルーン拡張術を施行したが改善せず，CT上も壁肥厚は悪化した（図5）。3か月目のバルーン拡張術で食道穿孔を来した。CTでは縦隔内へフリーエアーを認めるが，胸腔への穿破は認めなった（図6）。

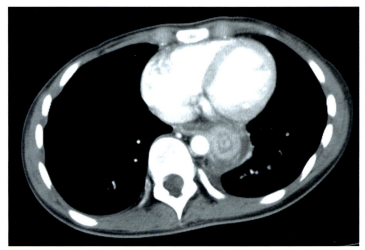

図5 バルーン拡張術後のCT

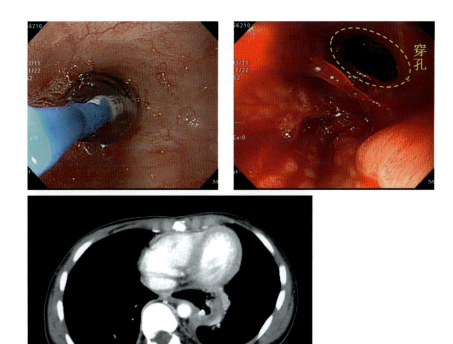

図6　穿孔時の上部消化管内視鏡検査とCT

治療法は？　1. 手術　　2. 保存的加療

> ### ▶考　察
>
> 　バイタル所見は安定しており，胸痛も疼痛コントロール可能であった．若年症例でもあることから母親とも相談の上，できるだけ食道切除再建術を避けるという方針で慎重に経過を観察した．胃管を留置して減圧に努め，PPIと抗生剤投与を継続した．各種ドレナージ治療を含めた外科的介入が必要であるという意見が多いと考えられるが，今回は理学所見や血液データを頻回に確認し，ぎりぎりの判断で胃管のみによる保存的加療が可能であった．徐々に全身状態は改善し，穿孔から3週間目に食事を開始して，4週間目に自宅退院することができた．狭窄症状は一旦軽快していたが，その後再び高度食道狭窄が出現した．現在は自宅でミキサー食を摂取して体重は安定し栄養状態は維持できている状態である．CMV食道炎の病理学的特徴は炎症が粘膜下に深く及ぶことで，今回の症例でもCTで全層の壁肥厚を認めていた．食道狭窄が難治性であるという報告も多く本症例も食道の壁肥厚と狭窄は遷延した．

【参考文献】
1) 藤原　崇 他：【食道の炎症性疾患】感染性食道炎　ヘルペス食道炎，サイトメガロウイルス食道病変，食道カンジダ症．胃と腸 46：1213-1224, 2011
2) 阿知波宏一 他：高度の食道狭窄を伴ったサイトメガロウイルス食道炎の1例．Gastroenterol Endosc. 51：2690-2698, 2009

（久保信英, 松本敏文, 折田博之）

case 29 食道癌術後のESBL産生菌感染

症例1　74歳, 男性

現病歴：食物の通過障害が出現し前医を受診した。上部消化管内視鏡検査で食道癌を指摘され精査加療目的に当院紹介となった。

既往歴：虫垂炎（手術）

診断：食道癌, MtLt, 2型, 50×20mm, cT3N2M0 Stage Ⅲ

手術：右開胸開腹食道亜全摘, 胸壁前経路胃管再建術

予防的抗菌薬：術中CEZ 1g/3hr×3；術後2日目までCEZ 2g/日

術前・術中細菌培養検査結果：

【術前】咽頭, 鼻腔, 喀痰：α & non hemo-Streptococcus

【術中】頸部食道：E.coli（ESBL）, Klebsiella pneumoniae
　　　　胸部食道：Haemophilus parahaemolyticus（βラクタマーゼ陽性）
　　　　胃管：E.coli（ESBL）, Klebsiella pneumoniae

術後経過：第1日目に人工呼吸器より離脱し, 同日の喀痰培養からはE.coli（ESBL）が検出された。

　4日目に腹部正中創にSurgical site infection（SSI）を認め, 切開排膿を行なった。膿汁からE.coli（ESBL）が検出されたが, 腹部正中創のSSIは洗浄で軽快し, 16日目に二次縫合を行なった。

　また, 術後造影検査にて縫合不全を認めなかったため, 経口摂取していたが, 17日目に右前胸部皮下の発赤および38℃を超える発熱を認め, 18日目に皮下膿瘍と診断し, 同部を切開排膿した。培養検査にてE.coli（ESBL）, 緑膿菌が検出された。22日目には頸部創より唾液の漏出を認め, 縫合不全と判断した。同部位からはE.coli（ESBL）, 緑膿菌が検出した。以後, 洗浄等の保存的加療にて軽快し, 83日目に経口摂取を再開し, 100日目に軽快退院となった。

症例2　67歳, 女性

現病歴：腹痛を主訴に近医を受診し, 急性胆嚢炎の疑いで入院となった。入院経過中の上部消化管内視鏡検査にて食道癌を指摘され精査加療目的に当院紹介となった。

既往歴：卵巣腫瘍に対し子宮全摘・両側付属器切除。ラクナ脳梗塞。難治性胃腸炎に対し抗菌薬を長期間投与されていた。

診断：食道癌, LtMt, 2型+0-Ⅱc, 50×45mm, cT3N3M0 Stage Ⅲ

手術：右開胸開腹食道亜全摘, 胸壁前胃管再建術

予防的抗菌薬：術中VCM 1g/3hr×3；術後1日目までVCM 2g/日

術前・術中細菌培養検査結果：

【術前】鼻腔：MRSA（バクトロバン軟膏塗布）。
　　　　咽頭, 喀痰：α & non hemo-Streptococcus。

【術中】頸部食道, 胸部食道, 胃管：E.coli（ESBL）。

術後経過：1日目に人工呼吸器より離脱した。同日の喀痰（膿性痰）培養からCitrobacter amalonaticus（ESBL）, 鼻腔粘膜培養からはCitrobacter amalonaticus（ESBL）が検出された。

　4日目に上腹部正中創にSSI（図1）を認め切開排膿を行なった。膿汁よりCitrobacter amalonaticus（ESBL）が検出された。その後, 洗浄を継続し治癒した。

　また, 6日目に38℃を超える発熱を認め, 前胸部と鎖骨上窩ドレーン排液の混濁を認めた。これまでの細菌培養結果からESBL産生菌による感染を考慮し, IPM/CSを開始した。喀痰や尿培養からはCitrobacter amalonaticus（ESBL）が, 前胸部皮下ドレーン排液の培養からはCitrobacter amalonaticus（ESBL）, Klebsiella oxytocaが, 鎖骨上窩ドレーン排液の培養からはCitrobacter amalonaticus（ESBL）, Klebsiella oxytoca, Streptpcoccus oralisが検出された。7日目に造影検査を施行し, 縫合不全を認めたため前胸部を切開排膿した。排膿よりCitrobacter

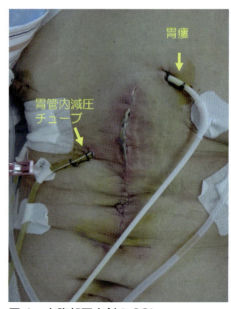

図1　上腹部正中創のSSI

amalonaticus（ESBL），Klebsiella oxytoca が検出された。縫合不全は保存的加療で改善した。58日目に経口摂取を開始し，79日目に退院となった。

POINT 症例のポイント

基質特異性拡張型β-ラクタマーゼ（Extended spectrum beta-lactamases；以下ESBL）は，β-ラクタム系抗菌薬を広く分解する酵素であり，ペントシリンやセファロスポリン，モノバクタム系などを無効化してしまう[1]。主なESBL産生菌としては大腸菌，肺炎桿菌，Proteus が多く，Enterobacter, Citrobacter もある。ESBLに関しては，1983年に最初の報告[2]があり，本邦でも1995年にIshiiら[3]が報告している。ESBL産生菌の耐性遺伝情報はプラスミドを介して伝達され容易に拡散し得るため，感染拡大の予防として標準予防策（Standard Precautions）の徹底が必要である。

リスクファクターとしては，長期入院や尿道カテーテル留置，抗菌薬投与歴（第3世代セフェム系，過去3か月の使用），貧血が報告されている[4]。

治療は，カルバペネム系薬が第一選択とされている。ニューキノロン系薬やアミノグリコシド系薬については感受性があれば使用するが，ESBL産生菌は非産生菌と比較し，耐性頻度が高い。感受性があっても治療効果はカルバペネムより劣るため第二選択薬とされている。また，セファマイシン系やβ-ラクタマーゼ阻害薬配合薬には感受性を示すことも多いが，他の耐性機序の併存などにより無効化しうるため，推奨されていない。

考察

食道癌切除再建術後にESBL産生菌感染症を経験した。いずれもドレナージとカルバペネム系抗菌薬の早期投与にて軽快した。

当院では術後感染症の対策として，術前（咽頭・鼻腔・喀痰）と術中（食道および胃管内）および術後（喀痰・胸腔ドレーン）に細菌検査を行なっている。事前に保菌している細菌の菌株や薬剤感受性を把握することは，予防的抗菌薬や感染症発症時の感染初期において抗菌薬の選択に有用であると考えている[5]。ESBL産生菌感染では，抗生剤が奏効せず敗血症などの重症感染症となるため，カルバペネム系抗菌薬の早期投与といった適切な対応が必要となる。ESBL産生菌は，本邦においても近年増加しており，耐性菌や院内感染菌として脅威となっている。周術期感染症の管理および治療を行うにあたり，耐性菌について熟知しておく必要がある。

【参考文献】
1) 鈴木克典. 基質拡張型β-ラクタマーゼ（ESBL）産生菌感染症の抗菌薬治療. 日外感染症会誌 14：189-194, 2017
2) Knothe H, et al：Transferable Resistance to Cefotaxime, Cefoxitin, Cefamandole and Cefuroxime in Clinical Isolates of Klebsiella pneumoniae and Serratia marcescen. Infection. 11：2269-2275, 1983
3) Ishii Y, et al：Cloning and Sequence of the Gene Encoding a Cefotaxime Hydrolyzing Class A b-Lactamase Isolated from Escherichia coli. Antimicrob Agents Chemother. 39：2269-2275, 1995
4) Mendelson G, et al：Prevalence and risk factors of extended-spectrum beta-lactamase-producing Escherichia coli and Klebsiella pneumoniae in an Israeli long-term care facility. Eur J Clin Microbiol Infect Dis. 24：17-22, 2005
5) 的野　吾 他：食道癌手術における術前および術中細菌検査の意義. 日外感染症会誌 8：193-198, 2011

（日野東洋, 田中寿明, 森　直樹, 的野　吾, 最所公平, 藤崎正寛）

case 30 脳膿瘍を発症した食道癌

症例 62歳，男性

主訴：全身けいれん

現病歴：3か月前から出現した嚥下時違和感が増悪し，201X年Y月近医を受診した。上部消化管内視鏡検査で門歯列30cmに2型全周性病変を指摘され，精査加療目的で当科紹介となった。精査の結果，食道癌（MtLt,2型,10cm,cT4b（大動脈，左主気管支，左下肺静脈）N2（No.106recL, No.109L）M0 cStage IVa），左下咽頭梨状窩腫瘍（cT1N0M0 StageⅠ）と診断された。入院待機中，Y月下旬全身けいれんが出現し，近医へ緊急搬送され，当院に緊急入院となった。

既往歴：虫垂炎手術（37歳），左半月板損傷で手術（40歳代）

家族歴：父：肝癌

生活歴：喫煙：40本/日×40年，飲酒：ビール350ml＋日本酒2合/日×40年

血液生化学検査：Alb 3.5, ChE 170と軽度栄養障害を認めた。

腫瘍マーカー：SCC 6.3ng/mlと上昇を認めた。CEA 2.0ng/ml（正常範囲）

上部消化管造影検査：MtLtに長径10cm, 2型病変を認めた（図1）。

上部消化管内視鏡検査：門歯列29cmから39cmに全周性2型病変を認め，生検で扁平上皮癌と診断した（図2）。

造影CT検査：主病変は胸部中部に存在し，左主気管支および左下肺静脈への浸潤を認めた（図3）。また，No.106recL（図4）およびNo.109L（図5）にリンパ節転移を認めた。

頭部単純CT検査（入院日）：右側頭葉に低吸収域を認めた（図6）。

頭部単純MRI検査（入院日）：拡散強調画像にて右側頭葉に高信号を呈する病変を認めた（図7）。

頭部造影MRI検査（入院2日目）：右側頭葉病変の被膜は，T1強調画像で高信号（図8），T2強調画像で低信号（図9），ガドリニウム造影でリング状増強効果（図10）を認めた。

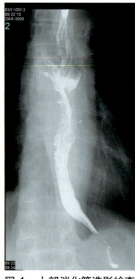

図1　上部消化管造影検査

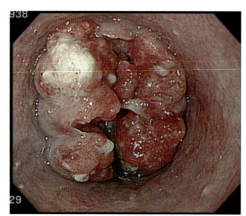

図2　上部消化管内視鏡検査

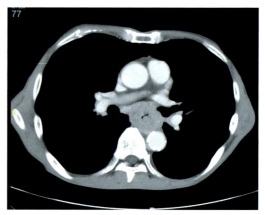

図3　造影CT検査（主病変 T4）

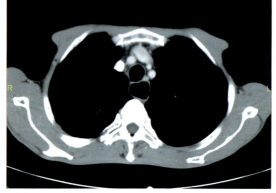

図4　造影CT検査（No.106recL転移）

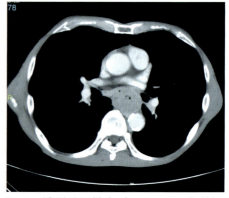

図5　造影CT検査（No.109L転移）

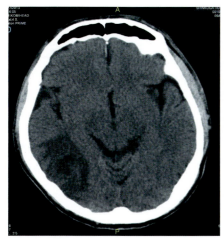
図6　頭部単純CT検査

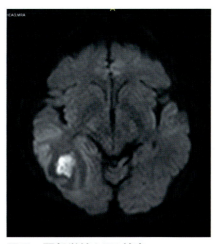
図7　頭部単純MRI検査

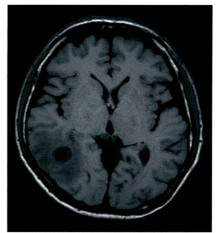
図8　頭部造影MRI検査（T1WI）

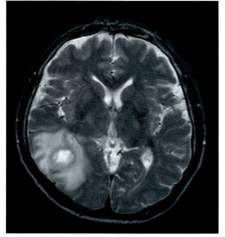
図9　頭部造影MRI検査（T2WI）

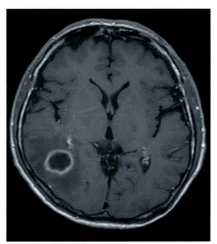
図10　頭部造影MRI検査（Gd造影）

> **POINT　症例のポイント**
>
> 　高度進行食道癌症例に発症した脳病変に対する診断。拡散強調画像での著明な高信号，病変被膜のT1強調画像で高信号，T2強調画像で低信号，ガドリニウム造影でリング状増強効果を認め，脳膿瘍と診断した。

　MRI所見および炎症所見より病変は脳膿瘍と診断し，入院2日目に局所麻酔下に穿頭排膿ドレナージ術を施行した。また，抗菌薬（Ceftriaxon）投与を開始し，ドレナージ後14日目からCefepimeに変更し，19日目からはST合剤も併用した。

　脳膿瘍の原因は齲歯によるものと考えられた。その理由は，「齲歯を上顎および下顎に多数認め，それらは歯冠が欠損し抜歯を要する重度のものであり，未治療であったこと，さらに膿瘍ドレナージ排液の細菌培養検査にて口腔内に常在する代表的な菌種であるStreptococcus anginosusが検出されたこと」である。ドレナージ20日目に施行した頭部MRI検査で膿瘍は縮小しており24日目に軽快退院となった。

　食道癌治療可能な状態となり，Y+2月初旬に入院し根治的化学放射線療法（FP療法+59.4Gy）を施行した。特記すべき有害事象なくY+3月下旬に治療終了し，Y+4月初旬軽快退院となった。治療効果は"不変（SD）"であった。Y+8月に下咽頭癌に対する直達鏡喉頭鏡下下咽頭腫瘍切除術を施行（pT2N0M0, Stage II）した後，Y+11月とY+16月にそれぞれ食道癌に対する維持化学療法を施行した。

　Y+17月下咽頭癌の左頸部リンパ節再発を認めリンパ節郭清術を施行した。Y+21月下旬に下咽頭癌のリンパ節再発（咽頭周囲など），遠隔転移（肺転移）が出現し，Y+22月から化学療法（DCF療法）を2コース施行するも効果は進行であった。S1内服および緩和ケアにつき説明したところ，S1内服を希望したためY+24月より内服開始し，3コース施行したがY+29月下旬，原病死した。

▶ 考 察

　脳膿瘍の発生原因には, 耳鼻科疾患（副鼻腔炎, 中耳炎）, 心疾患（感染性心内膜炎, 左右シャント疾患）, 齲歯および歯周病や歯科処置, 肺化膿症, 膿胸, 気管支炎, 乳様突起炎, 頭部開放性外傷などが挙げられる。起炎菌は連鎖球菌や黄色ブ菌が多いが免疫力低下状態では, 真菌, トキソプラズマ原虫, 結核菌が原因となることもある。本例の原因菌としては, 口腔内に常在する代表的な菌種である Streptococcus anginosus が検出された。

　特徴的な症状は, 頭痛, 痙攣発作, 巣症状, 頭蓋内圧亢進症状である。画像検査ではMRI検査において, 膿瘍被膜はT1強調画像で高信号, T2強調画像で低信号, 造影にてリング状増強, 拡散強調画像で著明な高信号が典型的所見である。鑑別診断には転移性脳腫瘍が挙げられ本症例のように高度進行癌では転移性脳腫瘍を念頭におき診断をする必要がある。MRI検査ではT1強調画像で低信号, T2強調画像で高信号, 造影検査で内部壊死, リング状増強が典型的所見であり鑑別可能である。

　脳膿瘍の治療は穿刺排膿や開頭による膿瘍除去, さらに原因菌に感受性のある抗菌薬投与が施行される。脳膿瘍の死亡率は5-10％と致死率の高い疾患である。高度進行食道癌症例における神経症状出現時には, 脳転移だけでなく脳膿瘍も鑑別疾患として忘れてはならず, 早急な対応が求められる。

　本症例では治療を要する重度の齲歯が原因と考えられた。食道癌治療における口腔ケアの重要性を改めて認識させられた症例である。

（森　直樹, 田中寿明, 的野　吾）

case 31 ESD後の食道穿孔

症例 81歳, 男性

主訴：心窩部痛

現病歴：201X年Y月　胸部中部食道左壁のHigh grade intraepithelial neoplasia（長径15mm）対し, 前医でESDが行われた。同日夜間に数回の嘔吐あり, その後激しい心窩部痛・胸痛が出現した。鎮痛剤投与による疼痛の改善がみられず, SpO_2：80％に低下したため, 翌朝に胸部CT再検したところ, 縦隔気腫, 両側胸水が認められ, 当院救急搬送となった。

来院時所見：血圧70/45 mm Hg, 脈拍116/分, 体温38.5℃, 呼吸回数32回/分。ICU搬入30分後ショック, 呼吸不全のため人工呼吸器管理開始となった。

既往歴：2006年：早期胃癌（幽門側胃切除B-I再建）, DM内服加療中

家族歴：特記なし

生活歴：喫煙：20代の2-3年のみ, 飲酒：焼酎2合/日×60年

血液生化学検査：来院時WBC 5170/μl, CRP 7.75mg/dl

CT：縦隔の食道周囲に頸部まで連続するfree airあり, 両側胸水を認める（図1）。

上部消化管内視鏡所見：下部食道左側のESD部位に長径10mmの穿孔を認めた（図2）。
残胃及び食道裂孔ヘルニアのため十二指腸液の逆流が著明。

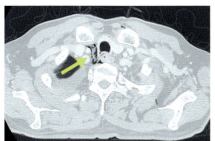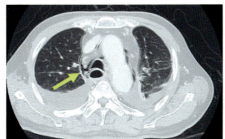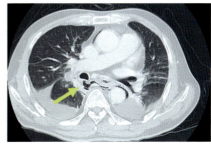

図1　CT

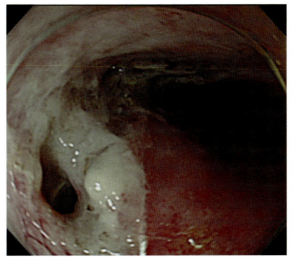

図2　内視鏡

治療方針は？

1. 開胸開腹による食道穿孔部縫合閉鎖, 大網被覆（または穿孔部大網充填）, 両側胸腔洗浄ドレナージ術
2. 食道内圧減圧チューブ留置, 縦隔・両側胸腔ドレナージ術
3. 食道ステント留置, 縦隔・両側胸腔ドレナージ術

> **POINT 症例のポイント**
>
> 本症例は，81歳と高齢で，治療前敗血症性ショック，呼吸不全をきたしていた上に，胃切後で大網充填・空腸瘻造設が困難と考えられた。したがって，開胸手術は不可能であり，保存的治療の適応と判断した。しかし，残胃及び食道裂孔ヘルニアのため十二指腸液の逆流が著明であることから，消化液の逆流および胸腔内への流入による重篤な胸膜炎を阻止することが治癒に必須であった。そのためには食道内圧減圧チューブ留置では不十分と考え，一時的な食道ステント留置による穿孔部閉鎖および縦隔・両側胸腔・食道内ドレナージを施行した。

処置は，逆流防止弁付きのカバー付きステント（HANAROSTENT®）を挿入し（図3），穿孔部を含めて被覆した。頸部から食道周囲を剥離し，洗浄後に縦隔内にドレナージチューブを留置した。胸腔 echo free space を確認し，透視下に両側胸腔ドレナージチューブ留置した。残胃の減圧，空腸への経管栄養剤投与を行う目的で経鼻 W-ED（double elementary diet）チューブを留置した（図4）。

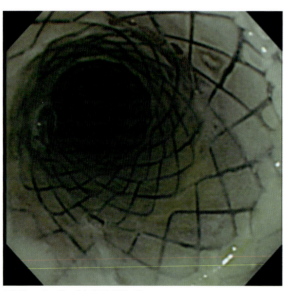

図3　カバー付きステント

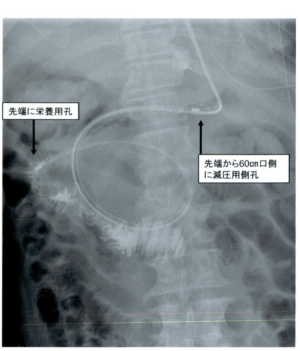

図4　W-ED チューブ

その後の経過：術後 ICU 管理を行い，10病日に人工呼吸器離脱，20病日目に一般病棟へ移動した。26病日にステントを抜去し，瘻孔閉鎖を確認し，翌日から経口摂取を確認した（図5）。本症例は，胆汁，膵液が逆流し，胸腔内へ流入していたため，胸腔ドレーンから排出する胸水中のアミラーゼ測定が，瘻孔治癒に対する目安となった。処置当日は高値（左側：11418IU/l，右側：5300IU/l）であったが，30病日の胸水中のアミラーゼ値改善（左側：283IU/l，右側：23IU/l）を確認後，胸腔ドレーンを抜去した。その後縦隔ドレーン，W-ED チューブを抜去後，56病日に前医へ転院となった。治療を通じてドレーンの洗浄は行われなかった。

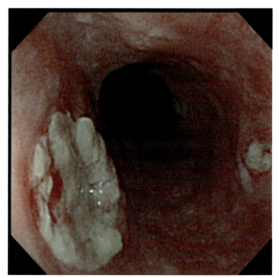

図5　内視鏡

▶考察

　食道ESD後の食道穿孔で全身状態が悪い症例に対して，一時的な食道ステント留置，非開胸胸腔・食道周囲ドレナージは有効な治療と考えられた。特に，本症例のように十二指腸液が逆流する場合，逆流防止弁付きカバー付きステントは有用であった。また，ステントの抜去時期については，挿入後，数か月経過するとステント周囲の肉芽増生により抜去困難となることから，挿入後3-4週での抜去が望ましく，瘻孔閉鎖が不十分であればステント再挿入を検討することが肝要である。

※本症例は以下の論文として掲載されている。転載許可を得た後，本症例集に掲載した。
Hayashi N, et al：Successful management of esophageal perforation using a removable self-expanding covered metallic stent after endoscopic submucosal dissection for a patient with a history of gastrectomy. Esophagus. 13：395-399, 2016

（奥村　浩, 林　直樹, 内門泰斗, 夏越祥次）

case 32 食道吻合部狭窄に対する内視鏡治療後の食道穿孔により生じた縦隔膿瘍

症例 73歳，男性

主訴：左肩疼痛

既往歴：糖尿病，心房細動。

現病歴：X－8年3月 食道癌（cT1bN0M0 cStageI）に対し，根治的化学放射線治療（CRT：FP2コース＋60Gy）を施行しCRであった。X－7年3月 右頸部リンパ節再発に対しCRT（CDGP/5-FU：2コース＋60Gy）を施行しCRであった。X年1月 食道癌再発を認めたためSalvage手術（右開胸食道亜全摘＋胃管再建術）を施行した。術後4日目 縫合不全あり，頸部ドレーン管理のみで改善し，自宅退院となった。術後36日目，吻合部狭窄あり，内視鏡的バルーン拡張術を施行した（図1）。その後も吻合部狭窄に対して内視鏡的バルーン拡張術を計12回施行したが，次第に，拡張術後，短期間で再狭窄するようになった。

術後99日目 バルーン拡張術による改善は困難と判断し，Radial Incision and Cutting（RIC）を施行した（図2）。

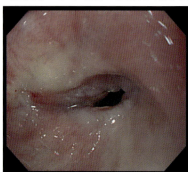
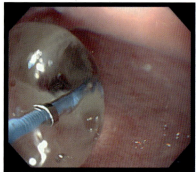

図1　上部消化管内視鏡検査（術後36日目）
吻合部狭窄あり，内視鏡的バルーン拡張術を施行

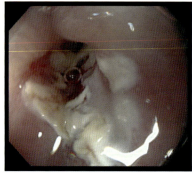
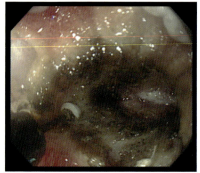

図2　上部消化管内視鏡検査（術後99日目）
難治性吻合部狭窄に対して，Radial Incision and Cutting（RIC）を施行

POINT 症例のポイント①

難治性となった食道吻合部狭窄の治療について

食道ステントは，現時点で保険適応とはなっていないものの実臨床の場では，術後吻合部狭窄や治療抵抗性の良性食道狭窄に対しても行われることもある。良性食道狭窄は内腔の拡張に伴いステントが不要になる病態だが，自己拡張型covered stentは，長期間にわたる低圧での安全な食道拡張効果が期待できる[1]。ただし管腔の拡張に伴い自然逸脱が起こりやすく47-64％に生じるとされている。

RICは，内視鏡的バルーン拡張術に抵抗性の難治性吻合部狭窄に対する新しい治療法の1つと考えられている。しかしながら，極めて硬い瘢痕狭窄や高度の屈曲，2cm以上の長い狭窄などではRICの効果が期待できないと考えられ，吻合部狭窄の形態・性状の把握が重要である。またRIC施行後の再狭窄に対して，RICを繰り返すことが良いのか，別の治療法が良いのかは吻合部狭窄の形状により選択されるべきとされている[2]。

われわれは，頸部でのステント留置の経験がなく，RICを選択した。

経過：RIC 後, 2 週間で再狭窄をきたし 2 回目の RIC を行ったが, 同様に再狭窄するため, 術後 158 日目 3 回目の RIC を行った。施行後 11 日目に左肩疼痛が出現し緊急受診となった。左胸鎖関節周囲に皮膚発赤と腫脹がみられた。CT にて吻合部から頸部におよぶ膿瘍を認めた。RIC 後の食道穿孔による縦隔膿瘍と考えられた（**図 3**）。絶食とし, 抗生剤投与を開始した。局所麻酔下に頸部を切開し, 排膿した（**図 4**）。その後, 創洗浄やガーゼドレナージによる創管理を行ったが, 局所の炎症所見は改善せず, 左鎖骨, 胸骨の疼痛が出現した。

MRI（術後 204 日目）にて, 左胸骨骨髄炎, 左鎖骨骨髄炎, 左胸鎖関節炎を認めた（**図 5**）。

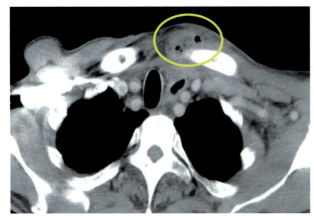
図 3　CT（術後 158 日目）

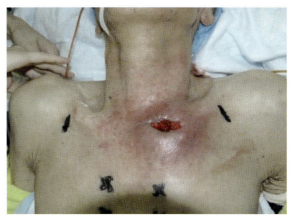
図 4

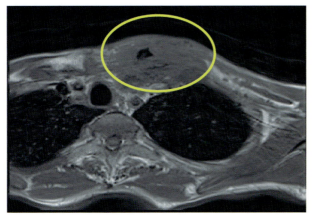
図 5　MRI（術後 204 日目）

以上により, 難治性吻合部狭窄, RIC 後の穿孔による縦隔膿瘍, 骨髄炎と診断された。

治療法は？

> **POINT 症例のポイント②**
>
> 　骨髄炎を生じている部分の骨切除を行って膿瘍腔を十分に開放し, ドレナージを行う必要があった。食道胃管吻合部狭窄および穿孔に対しては, 吻合部切除・再建あるいは食道ステント留置が考えられた。われわれは, 吻合部を切除して, 遊離空腸間置あるいは有茎空腸による再建（胃管空置）を行う方針とした。膿瘍腔となっていた部位での吻合となるため, 二期分割手術を選択した。

一期目手術（図 6）
左鎖骨, 左第一肋骨, 胸骨柄切除
縦隔膿瘍デブリードマン
食道胃管吻合部切除, 頸部食道瘻造設
大胸筋弁充填術

鎖骨，肋骨，胸骨は感染が及んでいない部位で切離した。胃管は胸骨と強固に癒着しており，吻合部を切除後に胃管断端は可及的に縫合閉鎖した。開放した膿瘍腔は鎖骨下動脈，総頚動脈と近接しており，デブリードマン後に大胸筋弁で充填した。

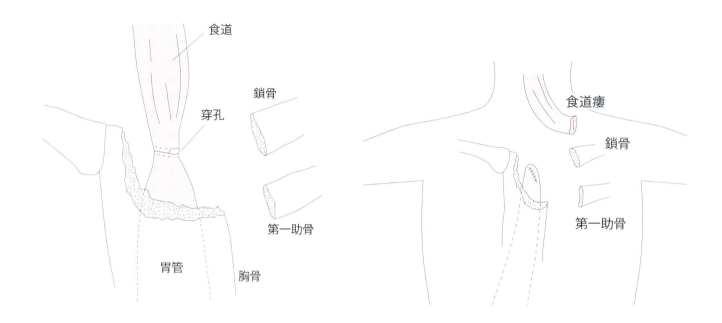

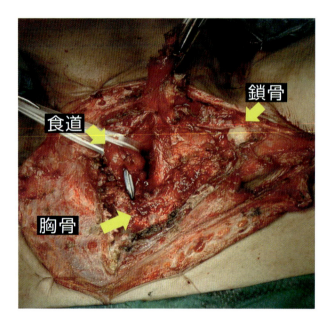

図6

二期目手術（図7）
食道−有茎空腸吻合術（Roux-Y）
空腸動脈−右内胸動脈吻合，空腸静脈−右内胸静脈吻合

　吻合に十分な胃管を露出することが難しく，遊離空腸による空腸−胃管吻合は困難と考えられた。有茎空腸を胸壁前に挙上し，頸部食道と端側吻合した。挙上空腸の血流を確実にするために，顕微鏡下に血管吻合を行った。腹腔内で空腸と胃管を側々吻合し，double tract とした。
　術後経過は良好で，7日目から食事開始，34日目に退院となった。

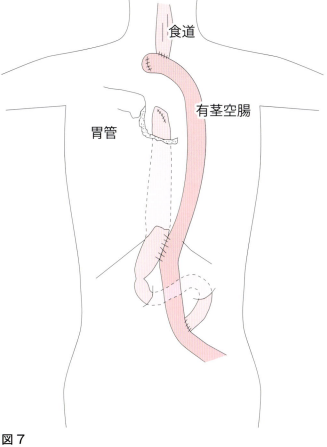

図7

考察

　Salvage 手術後の縫合不全と吻合部狭窄は難治化することがあり，化学放射線療法による組織の脆弱性や組織修復能低下が原因と考えられている[3]。
吻合部狭窄に対する治療法は，安全性や施行しやすさの点から内視鏡的バルーン拡張術が主流となっている。しかし，内視鏡的バルーン拡張術を繰り返しても十分な拡張が得られない難治性狭窄が一定の割合で発生し，そのような症例に対しては各施設によって試行錯誤されているのが現状である[1]。
　本症例は難治性となった吻合部狭窄に対する Radial Incision and Cutting 後の穿孔により縦隔膿瘍をきたし，胸骨，鎖骨，第一肋骨に炎症が拡がった。骨髄への感染により腐骨化して感染の温床となるため，健常な部位での骨切離と十分なドレナージが必要であった。
　吻合部狭窄，穿孔に対して，われわれは外科的切除・再建を行ったが，回収可能な食道ステントで治療可能かどうか，症例検討会で議論となった。今後の検討課題である。

【参考文献】
1) 岡本浩一 他：食道癌術後難治性吻合部狭窄に対して回収可能な食道ステント留置を行った3例. Gastroenterol Endosc. 56：3792-3792, 2014
2) 江副康正 他：難治性食道良性狭窄に対する radial incision and cutting (RIC) 法. Gastroenterol Endosc. 55：3160-3166, 2013
3) 細川雄一 他：大胸筋弁で修復した食道癌救済手術後遅発性縫合不全の1例. 日臨外会誌 72：58-62, 2011

（中司　悠, 池部正彦, 太田光彦, 井上要二郎, 森田　勝, 藤也寸志）

本書の無断複写は著作権法上での例外を除き禁じられています．複写される場合は，そのつど事前に，（社）出版者著作権管理機構（電話03-3513-6969, FAX03-3513-6979, e-mail：info@jcopy.or.jp）の許諾を得てください．

続・食道疾患症例集
こんな時どうする？

定価（本体 3,500 円 + 税）

2019 年 6 月 1 日
第 1 版第 1 刷発行

監　修　　藤也寸志

編　集　　森田　勝・池部正彦・太田光彦

発　売　　有限会社 海鳥社
　　　　　〒812-0023 福岡市博多区奈良屋町 13-4
　　　　　TEL 092-272-0120　FAX 092-272-0121

印刷・製本　株式会社 陽文社

©2019　Printed in Japan
ISBN 978-4-86656-049-6

JCOPY <(社)出版社著作権管理機構　委託出版物>

落丁・乱丁が万が一ございました場合には，お取り替えいたします．
海鳥社までご連絡ください．